Carl-Auer

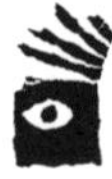

Helmut Rießbeck

Einführung in die hypnodynamische Teiletherapie

2013

Umschlaggestaltung: Uwe Göbel
Satz: Verlagsservice Hegele, Heiligkreuzsteinach
Printed in the Czech Republic
Druck und Bindung: FINIDR, s. r. o.

Erste Auflage, 2013
ISBN 978-3-8497-0006-5

Bibliografische Information der Deutschen Nationalbibliothek:
Die Deutsche Nationalbibliothek verzeichnet diese Publikation in der Deutschen Nationalbibliografie; detaillierte bibliografische Daten sind im Internet über http://dnb.d-nb.de abrufbar.

Carl-Auer Verlag GmbH
Vangerowstraße 14
69115 Heidelberg
Tel. 0 62 21-64 38 0
Fax 0 62 21-64 38 22
info@carl-auer.de

Inhalt

Vorwort

»Not the beginning determines the course of life, but the choice to be who you are.« (»Nicht der Anfang entscheidet über den Lauf deines Lebens, sondern die Wahl, zu sein, wer du bist.«)

»Kung Fu Panda 2«

Stürmische Entwicklungen haben ihren Preis. Die Psychotraumatologie wie die Hypnotherapie haben sich in diesem Sturm ungeheuer voranbewegt, sind Schiffe in voller Fahrt. Erkenntnisse werden vertieft, Modelle und Methoden in ungeheurer Zahl entworfen. Das hat es in der zweiten Hälfte des 19. Jahrhunderts schon einmal gegeben. Wie viel Orientierung kann es da noch geben, wo allenthalben Therapeuten beginnen, eigene Begriffe, Modelle und Methoden zu entwickeln und dem staunenden Publikum zu unterbreiten?

Auch dieses Buch, das psychodynamische und hypnotherapeutische und sogenannte Multiplizitätsansätze amalgamiert, setzt sich der Gefahr aus, die Beliebigkeit und Orientierungslosigkeit zu vergrößern.

Das Buch hat »Tendenz«. Es ist aus klinischer Erfahrung geschrieben, überwiegend mit schwer beeinträchtigten Menschen. Es folgt dabei der Annahme, dass auch gesündere Menschen Anteile haben, die sehr reflexhaft automatisiert funktionieren, die dann auch unter manchen Bedingungen zu schwerem Leiden dieser an sich so gesunden Menschen führen. Wahrscheinlich haben Therapeuten nicht weniger an solchen Anteilen als ihre Klienten/Patienten, können sie aber besser mit anderen Anteilen ausbalancieren. Mit anderen Worten: Die Strategien, die für Menschen mit dissoziativen Problematiken therapeutisch nützlich sein können, dienen hier als Vorbild für die Therapien im Bereich sogenannter neurotischer Konflikte.

Daher rückt das Buch auch die Vorstellungen und die Arbeitsweise eines klinischen Denkers in den Vordergrund, der, trotz seines real immensen Einflusses, noch immer zu Unrecht ein Schattendasein im Reich der klinischen Psychologie fristet – Pierre Janet.

Diese Einführung ist als Praxisbuch gedacht. Daher verzichtet es auf die Schilderung neurobiologischer Fakten und Modelle. Mir ist auch kein therapeutisches Werkzeug bekannt, welches primär aus neurobiologischen Erkenntnissen heraus entwickelt wurde. Diese Erkenntnisse dienen bisher mehr der Absicherung und Bestätigung. Das Eigentliche ist nach wie vor die klinische Phänomenologie.

Das Buch wendet sich an Therapeuten, ebenso aber an Pädagogen, Sozialarbeiter und Menschen, die Freude haben, sich mit ungewöhnlichen Denk- und Verhaltensweisen anderer zu beschäftigen.

Es soll die Scheu vor extremen und scheinbar bizarren Erscheinungen ablegen helfen. Dabei sind mir insbesondere Menschen wichtig, die bisher in Psychotherapien oft Ablehnung erfahren, eben solche, bei denen reflexhaftes Handeln die Begegnung bestimmt.

Ich habe als Psychodynamiker gelernt und mich wie viele an Siegmund Freud gerieben. Die Arbeit mit imaginativen Therapieformen, insbesondere der katathym-imaginativen Psychotherapie (KiP), erweiterten das Spektrum. Allerdings war ich dort wiederholt überrascht von der Vernachlässigung hypnotherapeutischen Denkens. Daraus ergab sich ein Eingangstor in die Psychotraumatologie, die mich wiederum überraschte. Ich beobachtete die Flut von Konzepten und Methoden, war gleichzeitig irritiert, wie wenig sie ihre eigene Ideengeschichte berücksichtigte. Ausgehend von dem epochalen Werk H. F. Ellenbergers, entdeckte ich, wie viele Ideen schon da waren. »Nothing new under the sun«, wie Claire Frederick zu sagen pflegt. Warum müssen wir immer wieder neu entdecken, was schon da ist? Vielleicht ist es nötig, alte Therapieansätze immer wieder neu zu verpacken, aber wir können uns kaum der Erkenntnis entziehen, dass wir als klinisch tätige Therapeuten nicht unbedingt weiter sind als Pierre Janet und einige seiner Zeitgenossen. Sie verfügten schon über gute Teilemodelle-Multiplizitäts-Ansätze, nur übersetzten sie sie zu wenig in die klinische Praxis. Das möchte ich als Ego-State-Therapeut tun. Die Ego-State-Therapie hat sich als ein sehr offenes Modell erwiesen, welches mir am besten zu den derzeitigen philosophischen Vorstellungen vom Selbst, von der Persönlichkeit und von den Motiven unseres Handelns zu passen scheint. Daher wende ich grundsätzlich das Denken in Persönlichkeitsteilen an, wenn ich mich mit klinischen Problemen beschäftige, erkläre mir mit Patienten gemeinsam auch Konfliktdynamiken in dieser Vorstellungswelt. Der Ego-State-Ansatz kann sich nicht als exklusiv verstehen, er ist ein lockeres *frame work,* in das die praktische Arbeit aus verschiedenen Teilemodellen einfließt. Dies ist Vor- und Nachteil zugleich. So können Therapeuten einerseits von vielen ihnen vertrauten Methodiken Gebrauch machen, andererseits verlieren sie leicht, wenn modellhafte Abläufe fehlen, den Überblick.

Das Buch ist wechselweise durchsetzt mit Selbstübungen im Sinne der Selbsterfahrung, Therapieübungen und kurzen Fallbeschreibungen. Letztere sind zum Schutz der Anonymität leicht verfremdet. Meinen Patienten, von denen ich am meisten gelernt habe, möchte ich an dieser Stelle besonders danken. Ich habe v. a. Beispiele und Übungen ausgewählt, die auf dem Denken in Persönlichkeitsteilen beruhen. Auf sehr bekannte Übungen wie »Sicherer Ort« oder »Innere Helferpersönlichkeiten« und »Innere Stärke« wird lediglich verwiesen, sie sind von vielen Autoren umfänglich dargestellt (vgl. z. B. Steiner u. Krippner 2006; Reddemann 2004). Die Übungen werden allerdings verbal nicht ausformuliert. Auf Kochrezepte habe ich weitgehend verzichtet. Mir scheint es besser, wenn Therapeuten die Übungen in die eigenen vertrauten Worte kleiden und den Idiolekt der Klienten berücksichtigen. Es gibt noch kein umfassendes Kochbuch über Methoden und Techniken der Ego-State-Therapie. Dies bleibt späteren Veröffentlichungen einer Ego-State-Arbeitsgemeinschaft vorbehalten.

Bei den genderrelevanten Substantiven habe ich des Öfteren der weiblichen Endung den Vorzug gegeben.

Helmut Rießbeck,
Schwabach, im Frühjahr 2013

1 Einleitung: Die zweite Revolution nach Freud

Auch im Rückblick erscheinen die Vorstellungen, die Sigmund Freud zum Ausgang des 19. Jahrhunderts entwickelte, revolutionär. Dabei hat sich eine Perspektive ausgebildet, in der dieser Mann wie ein Findling, wie ein Monolith in einer flachen Landschaft auftaucht. Doch weithin ist bekannt, Freud begann seine Tätigkeit als Hypnotherapeut, nahm Unterricht – nach der Rückkehr von seiner Reise zu J. M. Charcot in Paris – bei Hippolyte Bernheim in Nancy, dem damaligen Shootingstar der Hypnotherapie. Eine seiner ersten Arbeiten, die öffentliches Interesse beanspruchen konnten, war die Übersetzung von dessen Buch *De la suggestion et de ses applications à la thérapeutique (Die Suggestion und ihre Heilwirkung)*, in dem er ein auffällig langes Übersetzervorwort schreibt. Darin betont er die Wissenschaftlichkeit der Hypnose als erfahrungsbegründet und setzt sich mit den Einwänden über die Gefährlichkeit auseinander.

Er kommt bereits einem zentralen Punkt dieses Buches ganz nah, als er über eine von Charcot demonstrierte hysterische Lähmung schreibt (Bernheim 1888, S. XI):

> »Es handelt sich hier nicht so sehr um Suggestion als um Anregung zur Autosuggestion, welche, wie jedermann einsieht, ein objektives, vom Willen des Arztes unabhängiges Moment enthält [...]. Und die Neigung zu solchen Autosuggestionen charakterisiert die Hysterie besser als die Suggerierbarkeit für den Arzt.«

So beschäftigt er sich in seinem Frühwerk mit den inneren Automatismen des Gehirns, die durch den Therapeuten angeregt werden. Mit der von ihm angewandten »Stirndruckmethode« (Young, Klosko u. Weishaar 2008) sammelt er auch praktische Erfahrung.

Doch es kommt anders. Nachdem er beinahe über Fehlbehandlungen mit Kokain den Ruf des redlichen Wissenschaftlers zu verlieren gedroht hatte (Sponsel 2003), ihm die Entdeckung der Anästhesiewirkung des Kokains zudem entgangen war, wendet er sich der Sexualtheorie zu. Er sucht ein unbeackertes Feld und wendet sich von Realtraumata als Ursache seelischer Erkrankungen ab. Damit einher geht der Verzicht auf den Einsatz der Hypnose. Er sieht sie nicht als gefährlich, sondern als nicht tiefgehend genug an, wenn er sie in dem berühmten Zitat (s. S. 15) auch rehabilitiert.

Damit leitet er eine Entwicklung in der gesamten Psychotherapie ein, die ein knappes Jahrhundert vorgehalten hat. Die Therapien sind auf eine »Verwortung« ausgerichtet, der sensomotorisch-affektive Anteil insbesondere realer Erinnerungen wird unter den Teppich gekehrt. Die revolutionäre Erkenntnis, dass der Mensch nicht Herr ist im eigenen Haus, dass er von Trieben, insbesondere vom Sexualtrieb, bestimmt sei, wird mit sehr romantischen Vorstellungen vom Unbewussten verknüpft (Ellenberger 2005). So setzt sich Freud von unliebsamen Konkurrenten ab, kann wirkungsvoll sein eigenes Gebäude zimmern.

Der zweite Teil der revolutionären Erkenntnisse dieser Epoche aber bleibt auf der Strecke. Genau der aber hatte schon mit Franz Anton Mesmer und den nachfolgenden Generationen von Magnetiseuren und Hypnotiseuren begonnen. Sie waren anhaltend beunruhigt darüber, wie ihre Interventionen, egal vor welchem gedanklichen Hintergrund sie sie durchführten, erstaunliche Abläufe bei Klienten auslösten, automatisierte Vorgänge oder z. T. primitive Schemata, deren Quellen im Dunkeln blieben.

Pierre Janet, der Leiter des Psychologischen Laboratoriums an Charcots Abteilung des Hôpital de la Salpêtrière, sammelte die Schriften vieler Hypnotherapeuten (Fiedler 2006). Seine Vorstellungen wurden von ganz anderen Patientinnen und Patienten als denen von Freud geprägt, ein Sammelbecken von Menschen, denen die Diagnose »Hysterie« gegeben worden war. Ihnen aber war gemeinsam, dass sie auf reflexhafte Funktionen des Erlebens und Handelns zurückgeworfen schienen.

Bereits vor der Entwicklung der Psychoanalyse fanden sich Vorstellungen und Erkenntnisse, die erst gegen Ende des 20. Jahrhunderts durch neurobiologische Untersuchungen verfeinert wurden und nun größere Gültigkeit beanspruchen. Demnach befinden sich an der Basis des menschlichen Wahrnehmens, des Denkens und des Handelns sehr weitgehend schematisierte, automatisierte Vorgänge, die zum großen Teil auf wenig zugänglichen Bewusstseinsebenen ablaufen. Selbst aber wenn sie die Ebene der Alltagsbewusstheit erreicht haben, ist eine willentliche Beeinflussung nur zum geringen Teil möglich oder auch sinnvoll. Alle sogenannten höheren Regungen können aber nach Janet letztlich verstanden werden aus den Synthesen solcher automatischen, reflexhaften Abläufe, sind mehr oder weniger geschickt angepasste Kompositionen. Diese Vorstellung aber, diese geradezu ernüchternde Vorstellung vom menschlichen »Geist« konnte der Schule, die sich der »Ich-Werdung« (Moskowitz 2009, S. 47) verpflichtet sah, nicht akzeptabel sein.

Der eigentlich erste Teil der Revolution durch die Psychologie ist also derjenige, der durch Freud und fast alle seine Schüler, sieht man vielleicht von P. Federn und W. Reich in gewisser Weise ab, ausgegrenzt wurde. Dies hatte aber auch und gerade für die klinisch-praktische Arbeit massive Konsequenzen. Erst über die Suche nach den theoretischen Grundlagen der Arbeit mit traumatisch erschütterten Menschen kam dieser Bereich wieder in den Fokus des Interesses. Denn auch die Verhaltenstherapie schaffte es nicht, ausreichende Grundlagen für ein Verständnis von Psychotherapie zu entwickeln, welches sowohl reflexhafte Abläufe wie das Beziehungsgeschehen einschließt.

Genau das aber ist das Anliegen dieses Bändchens – praktisch nachvollziehbar darzustellen, wie durch hypnoanalytisches Arbeiten auch reflexhafte, automatisierte Abläufe beeinflusst werden. Damit liegt die Betonung wie von selbst auf der Arbeit mit wenig integrierten »Systemen«, die zwischenmenschlich wie intrapsychisch in ihre Teile zu zerfallen drohen.

Selbstübung: Die eigenen Automatismen beobachten

Suchen Sie sich eine ganz gewöhnliche Alltagsverrichtung aus, die Sie gut ohne fremde Hilfe mit einer handelsüblichen Digitalkamera aufnehmen können. Geeignet sind das Durchgehen der täglichen Post, Küchentätigkeiten oder auch Ihr morgendlicher Aufenthalt im Badezimmer. Filmen Sie sich bei dieser Alltagsverrichtung. Sehen Sie sich dann die Aufnahme gewissenhaft an, und notieren Sie die beobachteten unwillkürlichen Bewegungen und Abläufe, die noch so nebenbei stattfinden, die zusätzlichen Gesten (sich durch die Haare fahren; die Lippen lecken; die Hand, die spontan eine Faust macht; usw.). Zeigen Sie den Videoclip einer vertrauten Person, und vergleichen Sie Ihre unterschiedlichen Beobachtungen.

2 Der Kummer der Tiefenpsychologie mit der Hypnose – ein produktives Spannungsfeld

Liest man Kommentare zu Therapieprotokollen von M. H. Erickson, so wird explizit erwähnt, wie sehr manche psychoanalytisch gebildeten Schüler sich an seinem sowohl intuitiven wie auch stark kontrollierenden Vorgehen rieben. Dies führte wohl nicht nur einmal zu Spaltungsprozessen wie der Auflösung psychoanalytischer Gesellschaften (Erickson 2003, S. 22). Es gibt also einerseits eine große Neugierde gerade analytisch geprägter Kliniker auf die Person wie die Handlungsweise des intuitiven Charismatikers, die sich schon darin zeigt, dass sie viele Versuche unternehmen, die Vorgehensweise und die innere Logik der Kommunikation im Trancezustand zu erklären. Andererseits findet sich vehemente Ablehnung.

Eigentlich hatte Freud schon eine Brücke gebaut mit seinem berühmten Zitat aus den technischen Schriften (1919 [1918], S. 192–194):

> »Wir werden auch sehr wahrscheinlich genötigt sein, in der Massenanwendung unserer Therapie das reine Gold der Analyse reichlich mit dem Kupfer der direkten Suggestion zu legieren, und auch die hypnotische Beeinflussung könnte dort wie bei der Behandlung der Kriegsneurotiker wieder eine Stelle finden. Aber wie immer sich auch diese Psychotherapie fürs Volk gestalten, aus welchen Elementen sie sich zusammensetzen mag, ihre wirksamsten und wichtigsten Bestandteile werden gewiss die bleiben, die von der strengen, der tendenzlosen Psychoanalyse entlehnt werden.«

Darin fällt das intellektuelle Überlegenheitsgefühl ebenso auf wie die resignative Tendenz gegenüber den eigenen Therapieerfahrungen, ebendann, wenn er sich mit einer anderen Ebene geistiger Funktionen und einem anderen sozialen Hintergrund befassen muss.

Mit der Zentrierung auf das Wort ist schon ein Problem angesprochen: das ausgeprägte Misstrauen und die Angst vor der Verselbstständigung averbaler Kommunikation. Die Hypnotherapeuten, gerade solche mit einer Vorliebe für körperbezogene Methoden, haben mehr Vertrauen in den Prozess und in die Ressourcen, die den Prozess steuern. Sie haben ganz andere Ängste. Man kann diese Ängste in eine Gegenüberstellung bringen (Tab. 1).

Angst der Hypnotherapie	Angst der Tiefenpsychologie
Transparenz, Verlust des Zaubers	Verlust kognitiver Orientierung
Dualität auf gleicher Augenhöhe, mutuelle Beziehung	Distanzverlust
Verlust der Wirkmächtigkeit	Schwinden einer stabilen Hierarchie (apostolische Funktion)
Kampf um personalen Einfluss	Verlust der gemeinsamen Kommunikationsebene
Entgleiten des Prozesses	Verlust des Inhaltsbezuges
Verstrickung in Konflikte	Muster mit Wiederholungszwang

Tab. 1: Die gegensätzlichen Blickwinkel und ihre Ängste

Der Druck, alles zur Sprache zu bringen, sorgt in Therapien mit logozentrischem Schwerpunkt für sofortige Irritation, wenn andere Signale mehr als beiläufig in der Kommunikation auftauchen. Auch wenn mir das kaum quantifizierbar erscheint, zeigen die Klagen von Supervisanden, wie schwer es regelmäßig Therapeuten scheint, einen Prozess zu gestalten, in dem klare Begriffe und kausale Verknüpfungen fehlen. Das Sprechen »darüber« erscheint zunächst sicherer, alltäglich vertrauter und mit dem Gefühl von Beherrschbarkeit versehen. Spontane Prozesse scheinen weniger häufig und kontrollierbarer aufzutreten. Insbesondere das analytische Couchsetting ist ja der explizite Versuch, nonverbale Signale stark zu begrenzen – auf Stimme und Raumatmosphäre.

Eine Reihe von Hypnosetechniken, am deutlichsten wird dies sichtbar in den Konfusionstechniken, verzichtet fast gänzlich auf Inhalt. Die Prozesse selbst, die Konstruktion der Beziehung durch Stimulation und spontane Assoziation, stehen im Vordergrund. Damit sind Hypnotherapeuten in gewisser Weise besonders darauf angewiesen, dass bestimmte Grundmächte nicht infrage gestellt werden. Dies sind insbesondere die angenommene »Weisheit des Unterbewusstseins« sowie die von der Therapeutin ausgehende personale Macht. Seit F. A. Mesmer und seinen Schülern hat dieses Fluidum – damals auch als animalischer Magnetismus bezeichnet – über Jahrhunderte Spekulationen ausgelöst. Damit benötigen Hypnotherapeutinnen und -therapeuten einen personalen charismatischen Faktor, bei dessen Verlust der Kollaps der therapeutischen Wirksamkeit droht.

Wenn tiefenpsychologisches und hypnotherapeutisches Arbeiten verschmolzen werden sollen, dann sollte das dazu dienen:

- alle für die Therapie relevanten Kommunikationsebenen zu erfassen
- die blinden Flecken der jeweils anderen Therapierichtung aufzulösen
- eine für Therapien geeignete Dynamik einzuleiten
- Therapien zu intensivieren und abzukürzen
- Ressourcen zu aktivieren, Erfolgserlebnisse hervorzurufen
- den Transfer in den Alltag zu erleichtern
- Risiken einer Therapieform zu mindern.

Eine Hauptthese dieses Buches, inzwischen untermauert durch eine langjährige klinische Praxis, ist, dass hypnotherapeutische und tiefenpsychologische Ansätze mehr hergeben als ein gutes Amalgam. Sie sollen als komplementäre Partner beschrieben werden. Wenn die Fusion aber geglückt sein soll, dann muss das Produkt mehr sein als die Summe seiner Teile. Dann soll die Hypnoanalyse die Schwächen der getrennten Vorstellungswelten, Ansätze, Methoden und Handlungsweisen ausgleichen (Tab. 2)

Man kann sich fragen, weshalb überhaupt neue Therapieansätze noch sinnvoll sein sollen. Ist die Vielzahl bestehender Therapien nicht schon verwirrend genug? Führt denn eine neue Therapieform, die sich ja notwendigerweise aus vorhandenen speist oder Anleihen aus ihnen bezieht, nicht notwendigerweise zu einer theoretischen wie praktischen Überkomplexität? Wenn das so wäre, würde es sich dadurch zeigen, dass Therapeuten sich diesen Therapieformen weniger zuwendeten. Hypnoanalytische Arbeit wäre dann für Patientinnen und Patienten verwirrend und folglich wenig wirksam. Die Integration soll also letztlich das Arbeiten einfacher und den Erfolg sicherer machen. Daran muss sie sich messen.

Stärke der Hypnotherapie	**Stärke der Tiefenpsychologie**
Einflussnahme	Beziehungsgestaltung/Übertragungs-arbeit
Prozessorientierung	Inhaltsorientierung
Ressourcenbezug	Konfliktbezug
Kreisprozesse, wechselnd: top-down, bottom-up	Top-down-Interventionen
Wirkung auf reflexhafte Vorgänge	Wirkung auf Selbstkonzept
Wirkung auf sichtbares Handeln	Verbesserung der Mentalisierung
Unmittelbarkeit	Langfristigkeit

Tab. 2: Hypnotherapie und Tiefenpsychologie – Stärken im Vergleich

3 Hypnoanalyse: Alte Definitionen und ihre Neuformulierung

Versuche, analytische Methoden und Hypnose miteinander zu verbinden, gab es bereits nach 1920. In Berlin arbeitete Ernst Simmel mit der Verbindung von kathartischen Techniken und analytischer Traumarbeit (Ellenberger 2005, S. 1143). Der gemeinsame Ausgangspunkt der hypnoseeinsetzenden Analytiker war die Beobachtung, die J. Watkins zusammenfasste: dass »die Einsicht im Prozess des Durcharbeitens erlebnisnah gewonnen werden muss, nicht rein intellektuell« (Revenstorf 2001, S. 142). Man kann davon ausgehen, dass die noch heute beklagte mangelnde Wirksamkeit von Therapien, die lediglich intellektuelle Erfahrungsbereiche ansprachen, Motor war für die anhaltende Suche nach erlebnisnahen Therapieelementen.

In Deutschland wurden durch Nationalsozialismus und den Zweiten Weltkrieg Innovationen in humanistischen Therapien praktisch aufgehalten. Während hier in der Nachkriegszeit nur die Psychoanalyse seriös erschien – Hypnose war als quasi Naturheilkunde zu nah an der «Blut-und-Boden«-Ideologie (Markert 2005) –, gab es in den USA eine lebendige Entwicklung. Kriegstraumatisierte Soldaten wurden von J. Watkins mit Hypnose behandelt. Von einer ganzen Reihe seiner analytisch tätigen Kollegen wurde ein eher orthodoxes analytisches Setting mit therapeutischen Schritten in hypnotischer Trance verbunden und eine Vielzahl von Fallbeispielen veröffentlicht. Ein Beispiel hierfür ist Lewis R. Wolberg. Er ist besonders aktuell, da er, neben ausführlicher Beschreibung von Hypnosetechniken, zwei Themen besonders vertieft. Er erläutert, wie Hypnose insbesondere in der ersten Phase einer analytischen Therapie die Abwehrmechanismen (den »Widerstand«) zu umgehen in der Lage ist und eine tiefe Arbeitsbeziehung schafft, die einer Eltern-Kind-Beziehung gleichen soll. Für uns noch wesentlicher: Er integriert Arbeit in Hypnose in das damalige Verständnis von Übertragung. Und erstaunlich genug, er spricht das Problem des Machtgefälles und des Machtmissbrauchs in der hypnoanalytischen Therapie an. Von ihm wird noch die Rede sein, besonders auch weil er traumatischen Belastungserfahrungen einen hohen Stellenwert auch in der Entstehungsgeschichte von Neurosen einräumt (Wolberg 1964, pp. 306 ff.).

Erika Fromm entwickelte ihre Vorstellung von Hypnoanalyse auf der Basis der in den 60er-Jahren modernen Konzepte der Ich-Psychologie und Objektbeziehungstheorie. Sie sah zunächst Hypnose als eine Regression im Dienste des Ich, als ressourcenstärkende Methode, und beschäftigte sich mit der spezifischen Ich-Aktivität und -Passivität in Hypnose. Sie sah die Ich-Aktivität als verbunden mit Vorstellungen von Wahlfreiheit, freiem Willen, Abwehr und Meisterung an, Ich-Passivität als Erleben von Überwältigung und Unfähigkeit zum Coping. Ausführlich beschäftigte sie sich mit Hypnose als Austausch im sogenannten Primärprozess und der Möglichkeit, hierüber an die früheren Erfahrungen des Menschen, insbesondere die kindlichen Erfahrungen, zu kommen. Eine scharfe Definition von Hypnoanalyse gab sie nicht.

J. Watkins versuchte sich in einer einfachen Beschreibung der Hypnoanalyse (1992, p. 87; Übers.: H. R.):

> »Hypnoanalyse ist eine Weiterentwicklung der Psychoanalyse und könnte einfach Psychoanalyse innerhalb der hypnotischen Modalität genannt werden. Es stehen dem Hypnoanalytiker viele komplexe therapeutische Techniken zur Verfügung, die im voll bewussten Zustand nicht angewendet werden können.«

Andere neuere Strömungen wie die von John A. Scott in einem Kurzlehrbuch zusammengefasste »medical hypnoanalysis« (Scott 2011, p. XV) verhalten sich ebenfalls pragmatisch. Wichtig erscheint ihm die durch Hypnose ermöglichte Verkürzung der Therapie. Die Orientierung ist kausal auf frühere beschädigende Erfahrungen in der Biografie gerichtet. Er ist bestrebt, die Brücke von den Symptomen zu den unbewussten zugrunde liegenden Erfahrungen zu schlagen und diese in der Beziehung wiederzubeleben. Hypnotische Trance ist die vorherrschende Kommunikation, daneben werden Traumdeutung und insbesondere die Altersregression eingesetzt.

Hier will ich den Versuch machen, zu einer Form von Definition zu kommen, die der historischen Entwicklung und Erfahrung gerecht wird. Alle bisherigen Annäherungsversuche beschreiben entweder die Hypnose oder die Psychoanalyse als ergänzende Methodik. Vom Denken wie von der praktischen Handhabung her bleiben die Ansätze aber getrennt, werden mit mehr oder weniger ausgeprägten Schwerpunkten aneinandergereiht.

So sieht J. P. Zindel (nach Revenstorf 2001, S. 325) vier Möglichkeiten dessen, was Hypnoanalyse bedeuten kann:

1) Einbeziehen von Hypnose in die psychoanalytische Arbeit
2) die tiefenpsychologisch fundierte Handhabung der Hypnose
3) einen psychoanalytischen Deutungsansatz im Rahmen der Hypnotherapie
4) psychodynamisch orientierte Analyse von hypnotischen Zuständen.

Tafel 1: Traditionelle Modi der Hypnoanalyse

Erika Fromm hatte diese Trennung bereits überwunden, als sie schrieb:

> »Das Fleisch und Blut jeglicher therapeutischen Wirkung von Hypnose ist wahrscheinlich unauflöslich mit der Handhabung der Beziehung im Allgemeinen und mit dem Übertragungsgeschehen im Besonderen verbunden« (Fromm a. Nash 1997, p. 64; Übers.: H. R.).

Auf der einen Seite geht es also darum – auch ganz strategisch gesehen –, eine Wirkung zu erzielen, direktiv die Reaktionen von Klienten auf ein Ziel hin zu nutzen, auf der anderen Seite um Austausch, Gegenseitigkeit und Nutzung der Übertragung.

Die folgende Definition steht nicht in einem Bereich, fest verwurzelt mit quasi Tentakeln zu einem komplementären Bereich. Sie verwendet das Prinzip der Oszillation zwischen zwei Polen. Die Therapie bewegt sich aufgrund von Bedürfnissen der Patienten und von Signalen der Therapeuten zwischen diesen Polen auf das Therapieziel hin. Diese Bedürfnisse der Partner können sich mehr oder weniger implizit vor- oder unwillkürlich zeigen oder verstanden und ausgehandelt werden. Die Dynamik entsteht aus der Spannung zwischen dem Veränderungs- und dem Beharrungswunsch der Partner.

Eine kurze Definition, die das Oszillieren zwischen den Polen (siehe auch Tab. 3) einschließt kann so lauten:

Hypnoanalyse ist ein Verstehensansatz und eine therapeutische Methode. Sie ist charakterisiert durch ein dynamisches Wechselspiel zwischen der Arbeit mit Übertragungsprozessen und strategisch direktiven Interventionen, hierarchischer und egalitärer Beziehung, Beeinflussung von Wahrnehmungsprozessen, Bewusstseinsveränderung und emotionalem Austausch. Sie verbindet Vergangenheits- mit Zukunftsorientierung über Signale, die im therapeutischen Prozess gemeinsam interpretiert werden.

Kategorie	**Hypnotherapeutischer Pol**	**Psychodynamischer Pol**
Orientierung	Prozess	Inhalt
Kommunikation	Nutzung von Suggestion	Nutzung von vorwiegend verbalen Interaktionsprozessen
mentale Haltung	beschreibend	verstehend, interpretierend
Fokus	Symptombezug	kausaler Bezug
Zielrichtung	strategisch, lösungsorientiert	Bindung, personale Entwicklung
Fokus	Innenfokussierung	interpersonelle, intersubjektive Fokussierung
Handlungsbeziehung	manifeste Handlungen	Mentalisierung von Handlungen
Position der Partner	direktive Intervention	Übertragungsbeziehung
	unterbewusste Automatismen	unbewusste Konflikte
Zeitbezug	Jetzt und Zukunft	Vergangenheit/ Entwicklung
Abwehr/ Widerstand	Nutzung als kreative Ressource	durch Verstehensprozesse auflösen
Wirkvorstellung	Selbstorganisation von Heilung	aktive Auflösung der pathologischen Fixierung
überwiegend theoretischer Bezug	Lernvorgänge/ Konditionierung	Entwicklungspsychologie/Phasen
Veränderungstheorie	Aktivierung vorhandener Lernprozesse	Umgestaltung maladaptiver Muster

Tab. 3: Hypnotherapeutischer und psychodynamischer Pol – komplementäre Felder

Damit wird sich eine moderne Hypnoanalyse nicht mehr als eine Form der Psychoanalyse verstehen können. Überhaupt erscheint das Wort »Analyse« in mancher Hinsicht hinderlich. Hierdurch ist eine hierarchische Beziehung zwischen Therapeut und Klient auf wenig transparente Art festgelegt. Denn die Analyse ist eine Einbahnstraße, auch wenn vornehmlich S. Ferenczi mündige Patienten zum Ziel hatte, wie H. Dahmer in seinem einleitenden Kommentar zu Ferenczi (2005, S. 40) betont. Letztlich wird da jemand analysiert, und die andere Person ist eben Analytikerin. Daneben gehe ich davon aus, dass die Psychoanalyse mit triebtheoretischer Fundierung und im orthodoxen Setting in der Zukunft der Behandlung von Patienten, und um die geht es mir in erster Linie, mehr historischer Ideengeber sein wird als handlungsleitende Theorie. Das Prinzip Deutung der Psychoanalyse lässt sich mit der hypnotherapeutischen Vorstellung von Selbstorganisation nicht gut vereinbaren. Es wird in diesem Buch zugunsten des Wortes »Interpretation« aufgegeben. Somit beschäftigt sich diese Art von Hypnoanalyse mit den von Zindel (2001) beschriebenen Teilbereichen zwei und vier – der psychodynamischen Interpretation und Handhabung der Hypnose. Die Einteilung von Zindel berücksichtigt aber einen Bereich nicht, der neu und wesentlich hinzukommt. Die Hypnosetheorie hat eine eigene Vorstellung von der gegenseitigen Beeinflussung von Personen. Sie sieht Menschen als sich selbst organisierende Systeme: »Es können daher keine Bedeutungen, keine Inhalte ausgetauscht werden, sondern nur stimulierende Reize« (Revenstorf 2001, S. 43). Sie ist wahrnehmungs- und verhaltensorientiert. Damit liegt ihr in erster Linie die Vorstellungswelt zugrunde, wie sie Pierre Janet (1889) grundsätzlich konzipiert hat. Vier wesentliche Sätze hieraus sind für eine so begründete Hypnoanalyse grundlegend:

- Alle psychischen Phänomene sind (beobachtbare) Handlungen.
- Das manifeste Verhalten einer Person ist die Folge eines Zusammenwirkens – einer Synthese – von inneren Anteilen in einer gegebenen Situation.
- Wahrnehmungen einer Person sind mit den Handlungen untrennbar verbunden.

- Die Bewusstheit einer Wahrnehmung hängt von der inneren Organisation von Anteilen ab und der Art, wie sie zusammenspielen.

Während Janet hypnotische Phänomene als etwas grundsätzlich Krankhaftes ansah, also Ausdruck von mehr oder weniger ausgeprägter Dissoziation, vertrat die Schule von Nancy, verkörpert durch H. Bernheim, bekanntermaßen die Auffassung, hypnotische Trance sei ein ganz normales Alltagsphänomen. Von Therapeuten werde dieses Phänomen nur in der Therapie benutzt, und das funktioniere ebendann am besten, wenn sie über eine große Suggestivkraft verfügten (Bernheim 1888). Dieser Widerspruch zwischen der Pariser Schule, von Charcot und Janet vertreten, und der Schule von Nancy besteht bis heute und findet seinen Niederschlag in der Hypnoanalyse. Das wird zunächst nicht sehr deutlich sichtbar. Wenn man sich allerdings fragt, wie die Hypnoanalyse sich ihre Wirkung vorstellt, kommt man fast zwangsläufig auf diesen Widerspruch. Die grundlegenden Denker der Hypnoanalyse begnügen sich, wie Wolberg (1964, pp. 290 ff.), damit, hypnotische Trance als einen quasi entwicklungsgeschichtlich frühen Zustand zu beschreiben. In ihm werden die Grenzen des Ich aufgelockert, und es findet eine Art zeitlich begrenzte Fusion mit dem Hypnotiseur statt. Hierdurch werden die frühen Zustände unmittelbare Gegenwart und damit in der therapeutischen Situation bearbeitbar. Allerdings wird über die Art der Zustände keine nähere Angabe gemacht. Zu mächtig scheinen hier noch zwei Modelle der Psychoanalyse. Dies ist einerseits die Vorstellung der entwicklungsgeschichtlichen Phasen (oral – anal – ödipal), andererseits die aus der Triebtheorie stammende Vorstellung des Regressionsdruckes.

Weitere zentrale Fragen aber lauten: Was sind das eigentlich für Zustände – wie war die Wahrnehmung, die sensorische Verarbeitung, die Bedeutungserteilung? Wie spielten diese Zustände früher zusammen, und wie tun sie es jetzt? Und wie bestimmen sie das, was wir die Persönlichkeit nennen? Mit diesen Fragen beschäftigen sich die verschiedenen Teilemodelle. Sie versuchen alle, die biografisch entstandenen Begegnungen mit der Welt, die verschiedenen Erlebnisse und Verfasstheiten einer Person, zu beschreiben, die Art, wie sie sich innerlich niederschlagen und wie sie sich in unterschiedlichen Lebenslagen ausdrücken.

Selbstübung: Innere Stammspieler kennenlernen

- Nehmen Sie bitte Kontakt auf mit einem Ereignis der vergangenen Woche, welches durch besonders intensive Gefühle gekennzeichnet war. Das können angenehme oder auch missliche Gefühle sein.
- Konzentrieren Sie sich auf den Moment, der jetzt die stärkste Wirkung hat. Beschreiben Sie die entstehende Momentaufnahme mit allen Sinnen (VAKOG: visuell, auditiv, kinästhetisch, olfaktorisch, gustatorisch).
- Welche Gedanken melden sich jetzt?
- Sprechen Sie den ersten davon innerlich aus.
- Geben Sie diesem Satz nun eine Stimme und der Stimme eine Gestalt.
- Betrachten Sie aufmerksam diese Gestalt, und begrüßen Sie sie freundlich und erkundigen sich nach ihrem Namen.
- Geben Sie der Gestalt in Ihrer inneren Vorstellung einen Platz an dem Ort, wo Sie jetzt sind, oder in Sicht- oder Rufweite.
- Schauen Sie, welcher weitere Gedanke kommt, wenn Sie sich erneut der Momentaufnahme zuwenden. Mit ihm können Sie genauso verfahren, bis nichts mehr Neues kommt.
- Beobachten Sie die Gestalten, wie sie in Ihrer Umgebung verteilt sind. Sprechen Sie die Gruppe als ein Teil Ihrer inneren Mannschaft an.
- Sind Ihnen alle Gestalten bekannt? Vielleicht erscheint eine Situation, in der diese Gruppe oder Einzelne von ihnen sich auf vergleichbare Weise bemerkbar gemacht haben.
- Sie können diese Mitglieder fragen, ob sie bereit sind, an späteren inneren Beratungen teilzunehmen.
- Verabschieden Sie sich bitte freundlich auch von den Gruppenmitgliedern, die sich abweisend verhalten oder Ihnen unangenehm wirken.

4 Warum überhaupt Teilemodelle?

Den Menschen sich als ein unteilbares Individuum vorzustellen ist nicht selbstverständlich. Abendländische Philosophien sind aber weitgehend geprägt von dieser Vorstellung. In älteren Weltanschauungen, insbesondere in der Menschenlehre des Buddhismus, gibt es kein einheitliches, einmaliges Ganzes. Der Mensch setzt sich hier aus mindestens fünf Bestandteilen zusammen – Körper, Empfindungen, Wahrnehmungen, Triebkräften, Bewusstsein. Das Zusammenspiel dieser Teile durch Vermittlung der Triebe sorgt dafür, dass die Illusion eines Ich-Bewusstseins entsteht. Aber diese Bestandteile wandeln sich ständig – sie entstehen – bestehen – vergehen, einen unabänderlichen individuellen Wesenskern gibt es im Buddhismus nicht. Wir sehen also, es gibt sehr alte Denktraditionen, die ohne die Vorstellung einer geschlossenen Persönlichkeit auszukommen scheinen. Auch in christlichem Gedankengut gibt es neben der Körperlichkeit den Geist und die Seele. Psychisch unverständliche Phänomene, insbesondere bei dissoziativem Geschehen, wurden vor der Zeit der Aufklärung durchaus im Sinne eines Teilemodells verstanden, als das von Dämonen oder Teufeln Besessensein.

Für den Bereich der Psychotherapie erscheint aber wesentlich, wie aus der Beobachtung zunächst unverständlicher Zustände und Reaktionen und dem Bedürfnis, bei Menschen Veränderungen zu bewirken, Vorstellungen von verschiedenen Unterabteilungen im Binnenraum des Menschen entstanden. Letztlich fußen alle diese Modelle auf der Beobachtung, dass Menschen widersprüchlich handeln, dass sie auf bestimmte Bedingungen und Reize aus der Umgebung so inkonsistente Lebensäußerungen zeigen können, dass die Annahme von verschiedenen »Teilen« im Innern am plausibelsten erscheint.

Mit wachsender Bereitschaft, zu experimentieren und sich der Erfahrungswissenschaft zu stellen, machten sich Hypnotiseure wie der Marquis de Puységur Gedanken über die Natur der hypnotischen Trance als des zweiten Zustands neben dem der Orientiertheit. Insbesondere im 19. Jahrhundert wurde eine große Zahl von Modellen entwickelt, die dieses total andere Funktionieren unter dem suggestiven Einfluss einer anderen Person erklären sollten. Eine Reihe von Modellen sieht die Seele unterteilt in verschiedene Schichten mit Ober- und Unterbewusstsein wie bei Max Dessoir (Ellenberger 2005, S. 214). Andere Vorstellungen sehen die Spaltung der Persönlichkeit in verschiedene Sub-Selbste, die mehr oder minder guten Zugriff aufeinander haben. So entwickeln sich im Zuge der um sich greifenden Hysterieforschung Modelle von Di- und Polypsychismus. Sie prägten das geistige Leben im 19. Jahrhundert stark und waren auch der Anziehungspunkt voyeuristischer Neugier. Dies drückte sich auch in einer Reihe von Romanen oder Beschreibungen aus, die Psychologen, angestoßen von Beobachtungen somnambuler Menschen, also Menschen, die spontan in einen Trancezustand gehen konnten und dann die interessantesten Assoziationen hatten, verfassten. Einer der bekanntesten von ihnen ist der von T. Flournoy (vgl. 1900, *Des Indes à la planète Mars*).

Die Vorstellung von Persönlichkeitsteilen schlug sich in den Modellen der Psychoanalyse ebenso nieder wie in den Annahmen der Hypnotherapeuten und auch in einer besonders verhängnisvollen Weise im Schizophreniebegriff der dynamischen Psychiatrie. Mit der Ablehnung spiritistischer Strömungen durch die gewandelten Vorstellungen von Wissenschaftlichkeit spielte der Polypsychismus bis in die 1980er-Jahre hinein insbesondere in der Psychotherapie keine große Rolle. Erst über die Hypnoseforschung (Hilgard 1984), die Psychotraumatologie und die ersten Schilderungen sogenannter multipler Persönlichkeiten in den USA der McCarthy-Ära fanden die Konzepte wieder Eingang in die klinische Praxis.

Welche Gründe, welche Berechtigung gibt es, »Teilemodelle« in der hypnoanalytischen Arbeit zu verwenden? Was müssen diese Konzepte hergeben, damit sie sich in der klinischen Praxis sinnvoll behaupten können?

Sie müssen sich daran messen lassen, ob sie etwas leisten, was konventionelle Modelle nicht erreichen. Genauso wie in den Neuentwicklungen auf dem Medikamentenmarkt gibt es doch in großer Zahl Neuschöpfungen, die einfach deswegen da sind, weil ein

Markt existiert und sie sich da behaupten können. Damit ist noch lange keine Wirksamkeit oder Erweiterung der Wirkmöglichkeiten belegt. Für keine der im Folgenden beschriebenen Therapien, die sich auf Teilemodelle beziehen, gibt es ganz klare Beweise der Wirksamkeit. Daher werden die Kriterien Handhabbarkeit und Plausibilität zunächst wesentlich sein.

Tafel 2 gibt an, welche Dimensionen erfasst sein müssen, damit ein Modell optimal nützt. Hierbei kann man sich auf Grawe (2004) beziehen.

Kriterien für die Nützlichkeit eines klinischen Therapiemodells
geeignet zur Ressourcenaktivierung
geeignet zur Problemaktivierung
geeignet zur Darstellung von Grundbedürfnissen
auf zukünftige Entwicklungsmöglichkeiten bezogen
Nähe zur Alltagserfahrung
• intrapsychisch
• interpersonell
begrenzte Komplexität; Erlernbarkeit
mit Üben und Erproben vereinbar – Transfer möglich.

Tafel 2: Kriterien für die Nützlichkeit eines klinischen Therapiemodells

Unsere Erfahrungen machen wir mit anderen Menschen. Genau genommen, ist der Mensch nie mit seiner Erfahrung alleine. Ohne den Bezug zur Mitwelt sind Erfahrungen nicht denkbar. Daher sind die frühesten Erfahrungen im Kern Kommunikationserfahrungen, wie es experimentell belegt (Dornes 1999, S. 57) ist und von Stern (1991) erzählend ausgeführt wurde. Die frühen Spiegelungsprozesse (siehe Fonagy et al. 2004, Kap. 4) und ihre Internalisierung sind hochkomplex. Damit sie emotional zugänglich werden, erscheint es logisch, sie als zwischenmenschliche Kommunikation im Inneren darzustellen. »Ich sehe meine Oma vor mir, wie sie aus dem Lehnstuhl beruhigend auf meine Klagen antwortet«, sagt ein Patient, »ich hole sie mir jetzt her, wenn ich Trost brauche – als innere Stimme.« Diese spontane Organisation nützen Teilemodelle und personifizieren bestimmte Ressourcenerfahrungen, auch in symbolisierter Form. Diese inneren personifizierten Anteile leiten sich, wenn sie in symbolischer Form auftauchen bekanntermaßen von Archetypen ab, wie sie C. G. Jung entworfen hat. Sie können durch die Verknüpfung mit frühen spiegelnden Erfahrungen unmittelbar evident werden.

Menschen sind es gewohnt, Probleme und Konflikte durch Dialoge innerer Stimmen darzustellen. In dieser Form beschreiben Patienten Erschütterungen auch oft in Erstinterviews (Fritzsche u. Hartman 2011, S. 20). Die innere Zerrissenheit ist Ausdruck von Unschlüssigkeit, Inkonsistenzerleben, Desorientierung angesichts einer Schwierigkeit. Im Allgemeinen äußert sich diese innere Kommunikation dann als Denk- und Handlungsblockade. Diese wirkt spannungserhöhend, und damit ist zunächst »das Problem« aktiviert.

Der innere Dialog gehört also zum intrapsychischen wie zum interpersonellen Konflikt und seinen Lösungsversuchen. Der Konflikt, das Problem kommt auf die innere Bühne. Ein großer Teil der Techniken der Gestalttherapie und des Psychodramas funktioniert so: das Problem dialogisch auf die innere Bühne bringen und dann externalisieren, d. h. spielen, darstellen, symbolisiert in einer Als-ob-Wirklichkeit. Dafür gibt es reichlich Sprachmuster und Zitate von den »zwei Seelen in der Brust« bis zu dem zu bekämpfenden »inneren Schweinehund«. Erst wenn diese Stimmen benannt werden, kommen sie zur »inneren Welt«, werden benutzbar. Janet hat dies als Erster, allerdings anhand dissoziativer Therapiefälle, untersucht. Er schreibt in seinem Erstlingswerk (1889, p. 318; Übers.: H. R.):

> »Wenn sie [die Nebenpersönlichkeit] erst ›getauft‹ ist, wird die unbewusste Persönlichkeit klarer und bestimmter; sie zeigt ihre psychologischen Züge deutlicher.«

Fallbeispiel: Kuno Klammer

Herr Klammer, ein 36-jähriger Bauzeichner, begann die Therapie, nachdem er seinen gewohnten Arbeitsplatz verloren hatte. Er wachte morgens bereits mit schwerer Unruhe auf, konnte gleichzeitig das Bett erst verlassen, wenn die Ehefrau aktiv wurde. Er konnte das Haus kaum mehr verlassen. Bereits das

Durchgehen von Stellenanzeigen musste er wegen Angstanfällen abbrechen. Als die Ehefrau sich eine Arbeitsstelle suchte, beorderte er sie nach wenigen Stunden zurück.

Er lebte mit seiner vierköpfigen Familie im Hause der Mutter. Diese, eine sexuell misshandelte Frau mit diffusen Ängsten, hatte als junge Mutter an Zuständen von Bewusstlosigkeit in Form unklarer Krampfanfälle gelitten.

Eine vorangegangene stationäre Verhaltenstherapie hatte keinen Einfluss auf Herrn Klammers Symptome gehabt. Auch die ambulante Therapie hielt immer neue Hindernisse bereit. Innere Vorstellungen, selbst in Form einfacher Visualisationen, waren ihm nicht zugänglich, typische Interventionen einer Stabilisierungsphase blieben völlig wirkungslos. Alltagsnahe, ressourcenstärkende Interventionen und ermutigende, auf Exploration ausgerichtete Beziehungsgestaltung führten zu einem Teilerfolg. Am Flipchart gelang es nach mehreren Anläufen, eine zunächst sehr schematische Übersicht (Mapping) über die Ego-States zu entwerfen, die mit seinen Schwierigkeiten zu tun hatten, ergänzt von einer kleinen, aber recht kräftigen Gruppe von Ressourcenträgern. Die Therapie erhielt ihre eigentliche Dynamik durch die Beschäftigung mit dem State, der für die akute Panik verantwortlich war. Er nannte ihn »Bammel«.

Nach klinischer Erfahrung sind Menschen am stärksten beeinträchtigt, wenn sie in ihrer Selbststeuerung und in ihren Kontrollerwartungen erschüttert werden. Dies geschieht regelmäßig dann, wenn gegen den Willen automatisierte Reaktionsmuster ablaufen und in ihrem Ablauf scheinbar unbeeinflussbar werden. Am häufigsten kann man das beobachten bei Panikattacken, genauso aber findet sich diese Schwierigkeit bei Zwangsgedanken und -handlungen oder bei Fehlhandlungen. Hier stellt sich auch die Frage, ob und inwieweit man dieses innerlich wirksame Subsystem als Persönlichkeitsteil ansprechen kann. So viel kann – und es sei hier am vorangegangenen und folgenden kurzen Fallbeispiel erläutert – gesagt werden: Es wird durchweg als entlastend und strukturbildend verstanden, wenn Menschen sagen können: Was da geschieht, betrifft nicht die ganze Persönlichkeit, das bin nicht ich, es ist ein »Teil« in mir, der sich so äußert.

Fallbeispiel: Friedemann Feger

Herr Feger, ein 36-jähriger Lokführer, begeistert von seinem Beruf, liebte es, ständig unterwegs zu sein. In seinen nahen Beziehungen, zuletzt in allen Partnerschaften, wiederholte sich aber immer wieder das gleiche Spiel. Sobald die jeweilige Freundin irgendwie zu verstehen gab, dass sie auch einmal für sich sein wolle, begann er, sie wüst zu beschimpfen, und wurde unkontrolliert handgreiflich und bedrängte sie mit einer Mischung aus Entschuldigungen und Drohungen. Nach der so provozierten Trennung verfiel er in tiefe Traurigkeit.

Zuletzt gab er an, nicht mehr arbeiten zu können, da er sich nicht im Griff habe für einen solchen Beruf, der 100%ige Zuverlässigkeit verlange.

Die Beschäftigung mit dem Teilemodell führte zur Entlastung und Arbeitsfähigkeit, konnte er doch so sein impulsives Verhalten der Kooperation von zwei Anteilen zuordnen. Der eine hatte Mühe, Selbstwertgedanken auszubalancieren, der zweite fühlte sich ohne nahe Bindungsfiguren verwirrt und orientierungslos.

5 Licht ins Dickicht der Teilemodelle

Was die verschiedenen expliziten Teilemodelle unterscheidet

Menschen und insbesondere Psychotherapiepatienten können sich mit Teilemodellen zunächst recht schwertun. Zu tief sitzen insbesondere in Deutschland die Etikettierungen bezüglich »gespaltener Persönlichkeiten«. Wenn wir mit Teilemodellen arbeiten wollen, ist es daher nützlich zu erfahren, wie Menschen über diese inneren Zerrissenheiten denken, welches Modell sie bisher haben. Man wird dann häufig darauf stoßen, dass Patienten sich als verrückt empfinden, Zweifel haben, ob sie nicht irgendwie »schizophren« sind. Auf entsprechende Angebote, mit Teilemodellen zu arbeiten, reagieren sie dann durchweg phobisch. Besonders ausgeprägt findet sich nach meiner persönlichen Erfahrung diese Angst bei Menschen mit der Erfahrung peritraumatischer Dissoziation. Das ist auch sehr verständlich. Die heutigen Kriterien für die Schizophrenie – und sie haben Wurzeln, die bis zu der Zeit vor E. Bleuler zurückreichen – treffen in wesentlichen Anteilen besser auf dissoziative Störungen zu (Moskowitz 2009, p. 17, 157). Auch die aktuelle Symptombeschreibung im ICD führt klinisch dazu, dass zumindest dissoziative Identitätsproblematiken (DID/DDNOS) leicht als Problematik aus dem Feld der Schizophrenie verkannt und auch so behandelt werden. Wenn aber die Fachwelt hier bereits Schwierigkeiten hat, müssen die Selbstkonzepte von Betroffenen umso verwirrender sein. Teilemodelle müssen sich daher, wenn sie keinen Schaden anrichten sollen, eindeutig vom gängigen Schizophreniebegriff abheben. Sie sollen klar aufgebaut und voneinander unterscheidbar sein. Leider hat sich in den letzten Jahren durch die Vielzahl der Modelle, die in Therapien fast nie vollständig genutzt werden, eine solch verwirrende Vermengung ergeben, dass Menschen ihre innere Struktur wenig von solchen Modellen wiedergegeben sehen. Diese Verwirrung ist aber unnötig. Die gängigen Teilemodelle lassen sich auf wenige Prinzipien zurückführen.

Teilemodellen stellen sich die in Tafel 3 wiedergegebenen Fragen.

• Ist das Modell Beschreibung einer normalen Funktionsweise oder einer Pathologie?
• Welches ist die Entstehungsgeschichte der Anteile?
• Welches ist die Substanz der Anteile?
• Wie ist die Beziehung der Anteile zu Außenpersonen?
• Sind die Anteile gleich gebaut, oder gibt es unterschiedliche Funktionsbereiche oder eine Hierarchie?
• Wie kommt der Austausch zwischen den Anteilen zustande?
• Welches ist das gemeinsame Programm und Ziel der Anteile?

Tafel 3: Was beschreiben Teilemodelle?

Jochen Peichl (2007, S. 69; 2012, S. 26) hat die wichtigsten Teilemodelle aufgelistet. Dabei wird ersichtlich, mit welch unterschiedlichen, z. T. gegensätzlichen Vorstellungen von der inneren Dynamik diese Modelle arbeiten und auf welch unterschiedlichen Philosophien sie beruhen.

Trotzdem gibt es eine Tendenz, dass die Modelle voneinander Anleihen nehmen und sich gegenseitig befruchten. Das Risiko der Beliebigkeit erscheint mir hier aber groß. Daher ist es der Mühe wert zu beachten, aus welcher Quelle die jeweilige Vorstellung gespeist wird.

Es würde den Rahmen dieser Einführung sprengen, sämtliche Multiplizitätsmodelle zu vergleichen. Peter Uwe Hesse (2003) hat eine Auswahl vergleichend beschrieben. Hier sollen daher die Modelle zur Sprache kommen, die in einem gewissen Umfang am leichtesten in eine hypnoanalytische Ego-State-Arbeit einfließen können.

Transaktionsanalyse

Der Begründer der Transaktionsanalyse, Eric Berne, entwickelte sein System aus der Unzufriedenheit mit der hierarchischen Struktur der Psychoanalyse und ihrer zu geringen Zielorientierung. Als Schüler von Paul Federn übernahm er dessen Konzept der Ich-Zustände. Federn hatte die Anschauung entwickelt, innerhalb des

Ich würden sich verschiedene Untereinheiten entwickeln. Diese Untereinheiten würden im Laufe der Entwicklung übereinandergeschichtet und daher auch nie verschwinden. In der Auseinandersetzung mit Objekten und der Realität würden aber bestimmte Ich-Zustände, bestimmte States, verdrängt und könnten erst mit besonderen Mitteln wie Hypnose zugänglich gemacht werden. Diese Vorstellung ist sehr nah an der von Pierre Janet und seinen alternierenden Selbstzuständen (Janet 1889, p. 76 ff.; L. Schwartz 1951, S. 437). Eric Berne fordert nun als Erster erlebensnahe Bezeichnungen für die inneren Zustände, damit Patientinnen und Patienten keine Fachsprache benötigen. So entwirft er eine primäre Unterteilung in drei Zustände (Hesse 2003, S. 19):

- Eltern-Ich (Träger der elterlichen Gebote und Erfahrungen mit den Eltern)
- Erwachsenen-Ich (Träger der »vernünftigen Bewusstseinsfunktionen«)
- Kind-Ich (Träger der emotionalen Anteile).

Für Berne wiederholen sich innerhalb dieser Zustände nochmals alle drei Zustände, sodass sich ein Schema von insgesamt neun Zuständen entwickeln lässt.

> »Die Ich-Zustände sind Einheiten des Erlebens und beinhalten Denken, Fühlen und Verhalten, die eine geschlossene Gestalt bilden« (Hennig u. Pelz 1997, S. 27).

Allerdings sind für Berne Ich-Zustände ein umfangreiches Erfahrungs- und Verhaltenssystem, welches quasi alle Erlebensbereiche in einem Moment abbildet. Diese Ich-Zustände manifestieren sich in den vier folgenden Bereichen. Sie organisieren ein Verhalten zum Entstehungszeitpunkt (1). Sie bestimmen den Blick auf weitere ähnliche biografische Erfahrungen (2). Aktuell drücken sie sich in den Beziehungen als Transaktionen aus (3) und zeigen sich in bildhafter Ausdrucksform auch beim Gegenüber (4). Die Energien der Ich-Zustände sind Objekt-Libido und Ich-Libido, gehen also auf eine freudsche Vorstellung zurück. Gesundheit besteht in der angemessenen Verteilung der Energien auf die Ich-Zustände, in einer Balance, die Spielfreiheit ermöglicht. Hierzu ist insbesondere die Integration einschränkender kindlicher Ich-Zustände erforderlich. Neu und bisher in anderen Teilemodellen wenig berücksichtigt ist seine Vorstellung, dass diese verschiedenen Zustände mit den Zuständen des Gegenübers direkt kommunizieren. Grundlage der Kommunikation ist ein kybernetisches Modell von zwei Kommunikationspartnern, die »Transaktionen« miteinander austauschen. Die *actio*, die in dieser Wortschöpfung steckt, deutet darauf hin: Die kleinste Einheit der Kommunikation ist der einzelne Stimulus – eine mentale Handlung. Die Transaktionen richten sich nicht unbedingt an den korrespondierenden Ich-Zustand des Gegenübers, das wäre nur der unkomplizierte Fall der parallelen Transaktion. Regelmäßig werden andere Ebenen offen oder latent im Sinne eines Spieles angesprochen. Die Muster der Kommunikation, insbesondere die verdeckten Transaktionen, können analysiert werden. Sie folgen nämlich einem überwiegend unbewussten Lebensplan, einem »Skript«. Die Skripte sind Niederschläge früherer Interaktionserfahrungen, Erschütterungen und Verhaltensanpassungen und entstehen aus dem Wechselspiel zwischen elterlichen Einflüssen und kindlichen Entscheidungen. Sie entsprechen z. T. den Rollenschemata der Schematherapie. Die Analyse der Kommunikationsmuster besteht aus drei Bereichen:

- Strukturanalyse (Energieverteilung der Zustände)
- Spielanalyse (Regeln und Ziele der Kommunikation)
- Skriptanalyse (Zusammenhang zwischen Verhalten und Entwicklung/Erlebnissen/Erfahrungen).

Therapeutisch geht es der Transaktionsanalyse zunächst darum, die aktivierten Ich-Zustände zu erkennen und auf der gleichen Wellenlänge anzusprechen. Die Therapeutin spricht so mit der Klientin z. B. aus dem Ich-Zustand des Erwachsenen-Ich zunächst alltagsnahe über das vorgebrachte Problem. Vier Ebenen werden exploriert:

- Beobachtung des manifesten Verhaltens und der Verhaltensoptionen
- Erleben im Vergleich zu früheren Erfahrungen
- Beziehungserfahrung und vergleichbare frühere Muster

- lebensgeschichtliches Modell – eigene biografische Konstruktion.

Wenn sich der Austausch vertieft, sollten aber möglichst alle Ebenen der Kommunikation zwischen den Anteilen dargestellt werden. Zentral dabei ist die Frage, wo verdeckte Kommunikation abläuft. Die Strategie ist darauf ausgerichtet, die Ich-Zustände ausfindig zu machen, die am meisten mit Energie besetzt sind und aus denen heraus die Betroffenen vorzugsweise reagieren. Damit sind die Fenster – die ersten therapeutischen Zielbereiche – bestimmt. Eine Typologie (»der Begeisterte«, »der Verantwortliche«, »der Nachdenkliche«, »der Ruhige«, »der Rebell«, »der Charmante«) hilft dabei, die beste Ebene des primären Zugangs – kognitiv-affektiv oder verhaltensmäßig – herauszufinden. Die Arbeitsrichtung orientiert sich dabei immer an der Bedeutung der Vergangenheit für das Heute.

Ziel ist die Schaffung einer integrierten Erwachsenenperson,

> »deren erwachsene Intelligenzfunktionen voll entwickelt sind, die emotional über ein breites Reaktionsspektrum (Pathos) verfügt und sich an einem überprüften Wertesystem (Ethos) orientiert und so ihre Bedürfnisse mit den Möglichkeiten ihrer Umgebung in Einklang bringt« (Clarkson 1996, S. 81).

Der therapeutische Prozess ist darauf gerichtet, das Erwachsenen-Ich von Trübungen zu befreien. Die Arbeitsrichtung geht regelmäßig vom Erwachsenen-Ich aus. Mittel des therapeutischen Handelns sind Konfrontation, Erklärung und Interpretation. Das Zusammenspiel der aktivierten Ich-Zustände soll auf diese Weise transparent gemacht werden, damit aus den unbewussten Skripten Gewinnerskripte entstehen können. Dieses Konzept hat durchaus Verbindung mit Malans Vorstellungen von zyklisch maladaptiven Beziehungsmustern (Tress, Wöller u. Langenbach 2003) und mit Luborskys (1988) Vorstellungen vom zentralen Beziehungskonflikt. Die Transaktionsanalyse hat recht frühzeitig ressourcenbezogene Ansätze entwickelt, denn ihre Vorstellung von menschlichen Entwicklungsfähigkeiten unterscheidet sich vom psychoanalytischen Denken deutlich. Der Mensch hat die Kräfte und Potenziale zur Heilung und Entwicklung selbst und bestimmt damit auch seine Ziele, ist jederzeit zu Neuentscheidungen fähig. Dazu kann es aber erforderlich sein, einzelne Ich-Zustände umzubauen, sie durch neue Erfahrungen anzureichern. Zwei wesentliche Prinzipien gibt es hier. Der *Wiederaufbau*, das Restructuring, klärt die Grenzen zwischen den Ich-Zuständen und sorgt für eine Neuverteilung der Energie. Bei der *Reorganisation* hilft vornehmlich ein Eltern-Ich-Zustand dabei, Konflikte innerhalb eines Kind-Ich-Zustandes zu entwirren. Konflikte zwischen Eltern-Ich-Zuständen und Kind-Ich-Zuständen führen zu charakteristischen »Engpässen«. Zu ihrer Überwindung ist die Wiederbelebung des Konfliktes durch Regression in die frühere bedeutungsvolle Szene das wichtigste Mittel.

Schematherapie

Die von J. E. Young konzipierte Therapieform hat ihre Verankerung in der kognitiven Verhaltenstherapie, und man sieht ihr nicht gleich an, dass ein Teilemodell zu ihren Grundlagen zählt. Ausgangspunkt war die Beobachtung, dass Patienten mit Persönlichkeitsproblematiken nicht ausreichend auf eine kognitive Verhaltenstherapie ansprachen. Als Teile oder States können die frühen maladaptiven Schemata angesprochen werden.

Young versteht unter einem Schema ein Muster,

> »das der Wirklichkeit oder dem Erleben auferlegt wird und das denjenigen, die dies tun, hilft, die Wirklichkeit und das Erlebte zu erklären, die Wahrnehmung desselben zu übermitteln und ihre Reaktionen darauf zu steuern« (Young, Klosko u. Weishaar 2008, S. 35).

Schemata entstehen als Folge von Beschädigungen oder der Nichterfüllung von Bedürfnissen. Daneben – und hier taucht die Vorstellung des Introjektes in abgewandelter Weise auf – entstehen Schemata durch selektive Internalisierung von Bezugspersonen.

Die Schemata werden in übersichtlicher Weise fünf »Domänen« zugeordnet, es sind:

1) Abgetrenntheit und Ablehnung
2) Beeinträchtigung von Autonomie und Leistung
3) Beeinträchtigung im Umgang mit Begrenzungen

4) Fremdbezogenheit, Fremdorientiertheit
5) übertriebene Wachsamkeit.

Die Schemata werden aufrechterhalten, da sie vertraut sind und der Mensch das Bedürfnis nach konsistentem Erleben und Bindung an die vertrauten Reaktionspartner hat, obwohl sie Leiden hervorrufen.

Das manifeste Verhalten ist kein Bestandteil der Schemata, vielmehr ein Teil der Bewältigungsreaktion. Drei Bewältigungsstile – die Reaktionen auf Bedrohung – werden unterschieden: Aus Kampf wird die Überkompensation, also das dem Schema entgegengesetzte Schema, aus Flucht wird die Vermeidung, aus der Erstarrung ein Sichfügen.

Mit diesem Modell konnten allerdings die rasch wechselnden und gegensätzlichen affektiven Ich-Zustände wie z. B. bei Borderline-Patienten nicht erklärt werden. Daher wurde ein Konzept von sogenannten Schemamodi eingeführt. Sie entsprechen am ehesten den »Teilen« der anderen Teilekonzepte. Es sind die in einem gegebenen Moment aktivierten, mit Affekten verbundenen Verhaltensoperationen, die mehr oder weniger angepasst sein können. Sie lassen sich zu vier Gruppen von Teilselbsten gruppieren, es sind:

- Kindmodi
- dysfunktionale Bewältigungsmodi
- dysfunktionale Erwachsenenmodi
- Modi des gesunden Erwachsenen.

Hier schimmert die Transaktionsanalyse durch, daneben wird deutlich, dass die steuernde Instanz der Erwachsene sein soll, der sich der Realität am besten angepasst hat.

Ego-State-Therapie (EST)

Wie jede Therapiemethode mit einer längeren historischen Entwicklung hat die Ego-State-Therapie im Laufe der Zeit Wandlungen erlebt, auch ihrer zentralen Begriffe und Vorstellungen. Wir können bereits drei Phasen der Ego-State-Therapie ausmachen. Die erste Phase, in der John G. Watkins erstmals von Ego-States sprach, ist psychoanalytisch geprägt. Er ist Schüler von Edoardo

Weiss, der die Vorstellungen des Freud-Schülers Paul Federn umgestaltet hatte. Prägend für John Watkins waren zwei Vorstellungen von P. Federn über das Selbst, das Objekt und die Energie im System. Wie bedeutungsvoll eine andere Person ist, wird durch die libidinöse Energie vermittelt, mit der diese Person besetzt wird. Wie durch einen Scheinwerfer, der sich auf die andere Person richtet, wird diese als wesentlich wahrgenommen und nach Federn mit Objektenergie aufgeladen (Watkins u. Watkins 2003, S. 31 ff.). Daneben gibt es aber eine Manifestation dieser Energie:

> »Die Art der Energie, die einen Sinn für das Selbst, ein subjektives Erleben oder ein Ich-Empfinden erlaubt, nannte er [P. Federn] Ich-Besetzung (ego-cathexis)« (Frederick 2007, S. 13).

Neben der Libido gibt es bei Federn noch die Mortido, eine Energie der Trennung, der Entdifferenzierung, die auf Auflösung und eine Rückkehr zum Ursprung gerichtet ist. Ganz wesentlich ist für Federn, der sich v. a. mit dem Verständnis von Psychosen beschäftigte, das Verständnis der Ich-Grenze. Die Ich-Grenze muss mit genügend Ich-Energie geladen sein, ähnlich der Grenze zwischen zwei Ländern mit den Grenzposten (Watkins u. Watkins 2003, S. 39) des jeweils eigenen Landes. Die Ziehung der Grenze zwischen dem Kernselbst (welches nur unscharf als Lagerplatz der Ich-Energie erklärt wird), den Ego-States und der äußeren Welt wird durch die Sinnesorgane vermittelt. Die Watkins nehmen nun Einflüsse der frühen Theoretiker der Hypnotherapie auf und beziehen sich auf Pierre Janet und seine Vorstellung von Dissoziation. Sie sprechen davon, dass bei der Entwicklung der Persönlichkeit zwei Prozesse gleichzeitig ablaufen. Zum einen ordnen wir aufgrund immer komplexerer Lernvorgänge immer mehr Phänomene einander so zu, dass wir sie gemeinsam verstehen, zum anderen gibt es immer genauere und klarere Unterscheidungsmöglichkeiten – Differenzierung und Integration laufen Hand in Hand. Ego-States entstehen nach ihrer Meinung über drei Mechanismen – immer dann, wenn die vorhandenen States nicht ausreichen, um eine Bewältigung einer Herausforderung zu gewährleisten:

- im Rahmen der normalen Entwicklung als Ausdruck der Differenzierung

- als Introjektion von bedeutungsvollen anderen
- als Reaktion auf ein Trauma.

Ego-States definieren die Watkins so (ebd., S. 45):

> »Ein Ich-Zustand kann definiert werden als organisiertes Verhaltens- und Erfahrungssystem, dessen Elemente durch ein gemeinsames Prinzip zusammengehalten werden und das von anderen Ich-Zuständen durch eine mehr oder weniger durchlässige Grenze getrennt ist.«

Damit sind Ego-States Teile der Persönlichkeit, die sie nicht verlieren oder loswerden kann (Emmerson 2007, S. 4). Dies unterscheidet sie von intrusiven Erfahrungen. Ego-States entstehen reaktiv auf Belastungserfahrungen oder in der Kommunikation mit bedeutungsvollen anderen. Ein spezifisch personales Muster der Reaktion auf eine verinnerlichte Erfahrung z. B. in Form von Identifikation ist eine Form von Ego-State.

Ego-States werden als Personen, eben als Innenpersonen, angesehen mit ihrer jeweils eigenen Geschichte, ihren jeweils eigenen Eigenschaften, Wahrnehmungsmodi und Affekten. Allerdings haben sie eine begrenzte Rolle und Funktion für die Gesamtpersönlichkeit.

Im Falle der Dissoziation ist im Modell von Watkins und Watkins die Dynamik von Differenzierung und Integration gestört. Auch innerhalb der Ego-States kann die Besetzung mit Ich- oder Objektenergie, die normalerweise ausbalanciert ist, gestört sein. Das Ausmaß, in dem die Ego-States voneinander getrennt sind, ist variabel, abhängig vom Grad der Störung wie von der Notwendigkeit der Anpassung an die äußere Situation. Damit entwerfen sie ein Kontinuum der Dissoziation. Wir müssen heute davon ausgehen, dass J. Watkins ein ähnliches Verständnis von Dissoziation hatte, vgl. z. B. Wolberg (1964, p. 404). Er bezog sich implizit auf M. Prince (vgl. Prince 1906, pp. 444 ff.) und W. James (vgl. 1890), während das Gedankengut von P. Janet nur formal Berücksichtigung fand. So wird bis heute in der Ego-State-Theorie Dissoziation als eine Form der Alltagstrance verstanden, nur eben als extremer und weniger angepasst bei schwerer beeinträchtigten Menschen.

Die zweite Phase der Entwicklung des Ego-State-Konzeptes wird durch die Heirat mit Helen Watkins 1971 eingeläutet. J. Watkins hatte sich wissenschaftlich ausführlich mit Hypnose beschäftigt und dabei auch Patienten – wohl überwiegend mit peritraumatischer Dissoziation – kennengelernt und erfolgreich behandelt. Nun aber sah er sich einer charismatischen Praktikerin gegenüber, die in hervorragender Weise seine Theorien intuitiv ausführte. So kam es dazu, dass die ericksonsche Hypnotherapie Eingang in die Ego-State-Therapie fand, während J. Watkins ursprünglich M. Erickson kritisch gegenübergestanden hatte.

Die dritte Phase der Entwicklung der EST zeichnete sich durch die Erprobung einer Vielzahl hypnotherapeutischer Interventionstechniken aus. Insbesondere zwei Schüler von J. Watkins, M. Phillips und W. Hartman, prägten durchaus konkurrierend diesen Stil und integrierten neues Wissen aus der Psychotraumatologie. C. Frederick als Psychoanalytikerin legte ihren Schwerpunkt auf die Erforschung der therapeutischen Beziehung im EST-Modell. Nun begann sich die Methode von Südafrika und den USA aus wieder in Europa zu verbreiten. Die neue Generation der Therapeuten ist dabei, den EST-Ansatz zu präzisieren, die Begriffe auf den Prüfstand zu stellen (Peichl 2012). Daneben müht sie sich darum, zwischen dem psychodynamisch-verstehenden Ansatz und den hypnotherapeutischen Strategien eine sinnvolle Balance zu schaffen.

Die EST hat nur einige Grundannahmen. Dadurch ist sie weniger eine Therapiemethode als ein Denkprinzip. Ego-States werden dynamisch gesehen, d. h., sie können lebenslang immer dann entstehen, wenn die bisherige »Stammmannschaft« nicht ausreicht. Die Grundhaltung ist eine Ressourcenposition, wie sie bereits P. Janet formuliert hat. Jede Äußerung oder Manifestation eines Persönlichkeitsanteils ist grundsätzlich hilfreich und nützlich, kann verstanden werden, kann sogar zum Motor der Therapie werden (Utilisierung). Die eigentliche Pathologie liegt nicht in einem EST. Sie liegt darin, dass sich States von dem Kontakt und der Kommunikation mit anderen States fernhalten oder ferngehalten werden, also in der Kompartimentierung von Erfahrung. Dementsprechend reifen symptomassoziierte States dadurch, dass sie Erfahrung miteinander teilen.

Das Ego-State-Modell überrascht zunächst durch die nur minimale Strukturierung. Anders als in Teileansätzen wie der Inner Family Therapy werden die States nicht primär nach ihrer Funktion gruppiert. Vielmehr ist es die Aufgabe der Therapie, die ganz individuellen Bündnisse und Vorbehalte verschiedener States zu beschreiben und sukzessive zu verändern. Mit anderen Worten – es ist ein Herangehen wie an eine Blackbox, jedes innere System hat eine unverwechselbar eigene Dynamik, die erst kennengelernt werden muss. Die einzig steuernde Instanz in diesem Modell ist die Gruppe der gemeinsam aktivierten States. Allerdings zeigte sich in der Praxis, dass die Ego-State-Therapie zweckmäßigerweise von einer kompetenten Jetzt-Persönlichkeit, die die Führung der inneren Mannschaft innehaben soll, ausgeht.

Aus der Hypnosetheorie hat die EST mehrere Annahmen übernommen. Es gibt alltagszugängliche und dem Alltagsbewusstsein entzogene States. Mit Ego-States, die als versteckt (*hidden* oder *underlying*) charakterisiert wurden, insbesondere die zum Zeitpunkt der Entstehung dissoziativen Mechanismen unterworfen waren, kann man nur mittels hypnotischer Trance Kontakt aufnehmen. Damit findet sich in der EST ein Pendeln zwischen dialogischer Alltagsbeziehung und überwiegend geführter Trance.

Das Unterbewusste gilt der EST als von sich aus auf eine gute Entwicklung, auf eine innere Lösung hin orientiert und damit als »weise«. Sie kontrastiert sogar das dem Willen unterworfene begrenzte Wissen mit der Weisheit der unwillkürlich unterbewussten Tendenzen und hat damit eine enge Verbindung mit Schulen der positiven Psychologie.

Da dem inneren Team eine eigene Tendenz zur positiven Entfaltung zugesprochen wird, ist es in der EST möglich, positive Ich-Zustände experimentell neu zu schaffen und in Hypnose zu verankern. Hier verfügt die EST über sehr variationsreiche konkrete innere Helferfiguren, die sich an bekannte Archetypen anlehnen, wie die innere weise Gestalt, den inneren Ratgeber oder abstrakte Vorstellungen wie die innere Stärke oder die innere Liebe (Frederick a. McNeal 1999). Sie werden regelmäßig aus Ressourcenerfahrungen *(positive life events)* heraus kreiert und mit zukünftigem Handeln verbunden (z. T. als posthypnotische Suggestion).

Weniger ausdifferenziert wird in der Ego-State-Theorie die Frage nach einem Kernselbst. Während sich nach Watkins und Watkins (2003, S. 46) ein Kern-Ich durch ein konstantes Set von Erfahrungs- und Verhaltensmustern bestimmt sieht, welche ein konsistentes Selbst- und Weltbild gewährleistet, sehen andere Autoren im Kernselbst die Summe innerer Ressourcen, Fähigkeiten und Zielbestimmungen oder den Anteil, der sich selbst wahrzunehmen, zu reflektieren in der Lage ist. Damit wird auch eine Verbindung zum inneren (objektiven) Beobachter und Ratgeber hergestellt (Frederick 2007, S. 25).

Therapieübung: Innerer Beratungsraum

(nach der »Dissociation Table Technique«, Fraser 1991, 2003) Diese Arbeit eignet sich nicht für eine kurze Stunde, man sollte zeitliche Spielräume haben.

Unbedingte Voraussetzung ist ein gemeinsames Verständnis des Teilemodells. Günstig ist es, durch eine Mapping-Technik nach Schulz von Thun (1998) oder die nichthypnotische Technik mit Stühlen (Watkins u. Watkins 2003, S. 173) eine gemeinsame Übersicht zu haben.

Der Kontakt zu einzelnen States sollte bereits erprobt sein. Nach meiner Erfahrung ist es nicht zwingend, diese Kontakte schon in Trance erprobt zu haben. Die Therapeutin sollte ihre Erfahrungen aus Gruppen, wenn möglich aus dem Psychodrama, sowie Imaginationen im Dialog präsent haben.

- Eine prähypnotische Suggestion kann auf das Ziel der Arbeit hin zentrieren und die Verbindung zur Alltagserfahrung untermauern.
- Eine für Therapeut und Patient angenehme Induktionsmethode wird als Eingang benutzt.
- Vorteilhaft ist es, die Beratungsraumtechnik in einen ritualisierten Ablauf einzubauen, also vorher Ressourcenräume erkundet zu haben.
- Der erste Schritt ist das Einrichten eines Raumes. Wenn es ein Garten oder ein sonstiger Ort im Freien ist, braucht er einen geschützten Bereich (Huber 2006a). Das Ausmaß konkretistischen Arbeitens ist abhängig vom Strukturniveau. Im Zweifelsfall sollte es viele Vorschläge geben.

- Wenn klare traumatische Vergangenheitsbelastungen vorliegen, ist die Einrichtung eines Nebenraumes für Screenarbeit/EMDR usw. sinnvoll. Hier sei auf die umfangreiche Arbeit von S. Paulsen (2009) verwiesen.
- Das Alltags-Ich sucht sich als Teamleiter einen Platz aus, prüft die Stimmigkeit.
- Wie die Therapeutin anwesend sein soll, wird ausgehandelt. Sie kann zugeschaltet werden z. B. über ein Telefon oder einen Platz etwas außerhalb einnehmen. Aber sie ist nicht Teil der Runde!
- Das Problem wird benannt und damit aktualisiert.
- Man kann einen Anteil der Persönlichkeit, eine innere Gestalt, einen Ego-State … je nach gewählter Bezeichnung bitten hereinzukommen, oder man kann zur Tür schauen lassen, wer sich meldet. Manchmal sind States einfach da. Dann ist es wichtig, dass sie sich vorstellen.
- Es kann sein, dass ein State seine Identität nicht preisgibt – das kann utilisiert werden. Die Teamleitung kann zeitweise auf einen State übertragen werden, im Zweifelsfall übernimmt die Alltagsperson die Teamleitung.
- Sollten Beziehungspersonen (z. B. Konfliktfiguren aus dem Alltag) auftauchen, werden sie höflich in Alltagsräume zurückgebracht, mit der Bitte um Geduld, bis die States mit ihrer Beratung so weit sind, um auf sie zuzukommen.
- Die Teile werden begrüßt und so weit beschrieben (Namen, Alter), dass sich Therapeut und Patientin auskennen. Wichtig ist es, von Teilen Gründe zu erfahren oder es mitgeteilt zu bekommen, wenn sie bestimmte Vorlieben haben oder sich nicht beteiligen möchten. Wenn ein Teil nicht selbst sprechen kann, sollte eine Unterstützerin gefunden werden (Middleman-Technik).
- Eine Spotlight-Technik, mit der ein gedachter Lichtstrahl einen State hervorheben soll, ist meist entbehrlich.
- Auf die Frage, welche inneren Helfer das leitende Alltags-Ich im Raum haben möchte, sollte man nicht verzichten, insbesondere nicht in Bezug auf solche Helfer, die sich mit der Struktur der Gruppe auszukennen scheinen.

- Der Austausch geschieht so, wie es die Therapeutin nach ihren Gruppentherapieerfahrungen am besten kann.
- Wenn die Zeit zu Ende geht oder die Protagonisten erschöpft sind, sollte ein Ergebnis festgehalten und festgestellt werden, wer in welchem Umfang zustimmen kann. Es kann auch besprochen werden, wie sich die Teile zwischenzeitlich wieder treffen könnten (Hausaufgabe).
- Nach der Verabschiedung bleibt die Teamleitung noch im Beratungsraum, ordnet ihn und geht auf dem Rückweg zur Ausleitung aus der Trance an einem der Ressourcenräume vorbei.

Eine schonende Alternative ist das Arbeiten auf einer inneren Bühne. Dies hat den Vorteil, dass das Alltags-Ich im Zuschauerraum (als Regisseur) Platz nimmt. Sehr plastisch können ein Orchestergraben, ein Souffleurkasten u. v. a. m. eingerichtet werden.

States können durch die neuen Erfahrungen, die ihnen nicht zuletzt durch die Kontakte im Beratungsraum zuwachsen, reifen. Man kann, wie von einigen vorgeschlagen (vgl. Kluft 1988), diese Transformations-, gegebenenfalls auch Fusionsvorgänge gut auf einer inneren Bühne unter Teilnahme anderer States aufführen. Diese Schritte werden in ihrer Wichtigkeit allerdings überschätzt. Bei allen Arbeiten in inneren Beratungsräumen warne ich vor vorschnellen Lösungsbestrebungen!

Insbesondere hier gilt: »Langsamer ist schneller.«

Das Modell der strukturellen Dissoziation der Persönlichkeit

Das traumabezogene Konzept von van der Hart, Nijenhuis und Steele (2008) wird hier nur kurz vorgestellt, v. a. um die Beziehung zu anderen Teilemodellen zu erklären. Für die hypnoanalytische Ego-State-Arbeit ist es in mehrfacher Hinsicht von grundlegender Bedeutung. Die Grundannahmen stammen durchweg von Pierre Janet. Janet sieht jeden Lebensvollzug als Handlung an. Auch seelische Vorgänge beinhalten zumindest simulierte Bewegungen. Alles ist »Action«. Der Mensch – wie auch andere Lebewesen – versucht, sich in seinen Lebensvollzügen seine sich immer verändernde äußere und innere Welt anzupassen (Nijenhuis 2010). In der traumatischen Erschütterung gelingt dies nur mit Ersatzhandlungen, da die Ressourcen erschöpft und überfordert sind. Die Phänomene der Dissoziation werden als diese Ersatzhandlungen angesehen. Die Ersatzhandlungen sollen helfen, die traumatische Erfahrung, das Alltagsleben und das innere Erleben miteinander vereinbaren zu können. Deswegen bilden sich bereits in der peritraumatischen Dissoziation zwei Subsysteme aus. Eines wird die »anscheinend normale Persönlichkeit« (ANP) genannt. ANPs dienen dem sozialen Überleben und beinhalten Fähigkeiten wie Fürsorge, Bindung, Arbeit, Erkundung usw. Sie versuchen, traumatische Erinnerung zu meiden. Die emotionalen Persönlichkeitsanteile (EPs) hingegen sind die Träger des traumatischen Erlebens. Sie sind deswegen weitgehend von der Erregungsphysiologie des traumatischen Stresses bestimmt und weisen die Reaktionsmuster »Kampf«, »Flucht«, »Starre« und »Unterwerfung« auf. Sie dienen der emotionalen Selbstregulation. Damit ist das Konzept der strukturellen Dissoziation das einer komplexen Phobie, eines Hin-und-her-Schaukelns zwischen Vermeiden der traumatischen Erinnerung und innerem Wiedererleben. Die verschiedenen Anteile müssen so ihre Erfahrungen und Handlungen voneinander getrennt halten. EPs und ANPs können mehrfach aufgespalten sein. Diese Unterteilungen entsprechen den verschiedenen Stufen der Dissoziation. Insbesondere EPs können aus ganz einfachen reflexhaften sensomotorischen Handlungen bestehen.

Die Persönlichkeitsanteile dieses Modells können also nicht einfach als Ego-States angesprochen werden. Zu unterschiedlich sind die gedanklichen Grundlagen. Tabelle 4 fasst wesentliche Unterschiede zusammen.

Modell der inneren Familie nach Schwartz (IFT)

Richard Schwartz kommt aus der Familientherapie, sein Denkmodell ist in erster Linie systemisch orientiert. Seine »Parts« entsprechen als Subpersonalitäten ziemlich genau den Ego-States. Mehr als im Ego-State-Ansatz ist das Modell aber systematisch organisiert. Dabei geht es der Inner Family Therapy (IFT) weniger um die Individualität der Teile als darum, das Beziehungsgeflecht, die Bündnisse und gegenseitigen Beeinflussungen und Grenzziehungen kennenzulernen (Hesse 2003). In seinem System gibt es ein

	Strukturelle Dissoziation	Ego-State-Modell
Modell	klinisches Störungsmodell beschreibt Pathologie	beschreibt Persönlichkeits-entwicklung
Energie	mentale Kraft und mentale Spannung (mentale Effizienz)	Ich- versus Objektbesetzung
Teile	zwei Arten von ANPs/EPs	unbegrenzt viele mögliche States je nach der Zahl von Bruchlinien in den Lebens-erfahrungen
steuernde Instanz	das mit der bestmöglichen Realisierung verbundene Ich	keine explizit (»Basisdemokratie«)
Theorie-ebene	P. Janet, abstrahierend latente oder manifeste Handlungen, Wahrneh-mungs- und Bewusstseins-philosophie	P. Federn, J. und H. Watkins, konkretistisch, psychodynamisch, systemisch
Störungs-bezug	spezifisch bezogen auf posttraumatische Stress-psychobiologie	allgemein für innere Kommuni-kation, Konflikt, Problemlösung, Ressourcenentfaltung, Belastungsbewältigung ...

Tab. 4: Vergleich der Persönlichkeitsmodelle – strukturelle Dissoziation und Ego-State-Modell

grundsätzlich positives Menschenbild mit den Prinzipien Gleichgewicht, Harmonie, Führung und Entwicklung. Die Pathologie liegt für die IFT vornehmlich in der Polarisierung zwischen bestimmten Teilen, die aufgelöst werden muss. Frühzeitig soll hier aber dem Klienten geholfen werden,

> »so rasch wie möglich ein Selbst abzugrenzen, sodass er seinen Status als Führer zurückgewinnen kann« (Schwartz 1997, S. 70).

Dieses Selbst ist dazu geeignet, die vier Prinzipien und ihre Einordnung in die Umwelt wiederherzustellen.

Die Teile selbst sind in drei vorgegebene Funktionsgruppen eingeteilt. *Manager* sind schützende Teile, welche die Alltagsanpassung ermöglichen sollen. Sie stellen sich vor *Verbannte*, halten so einerseits die Sicherheit des gegenwärtigen Funktionierens aufrecht, stellen sich aber Veränderungen entgegen. *Verbannte* tragen die sensiblen Gefühle, die aus den Verletzungen stammen, und ähneln daher den EPs der strukturellen Dissoziation. Sie sind die Container der belastenden Emotionen, Träger der traumatischen Erinnerung und haben negative Selbstüberzeugungen. Sind *Verbannte* ausgebrochen, treten *Feuerbekämpfer* auf den Plan, wenn es *Managern* nicht gelingt, die Lage zu kontrollieren. *Feuerbekämpfer* reagieren heftig und impulsiv. Sie sind auf Beruhigung der Person ausgerichtet, darauf,

> »dass diese nichts anderes mehr fühlt als einen drängenden Zwang, sich einer dissoziativen selbsttröstenden Aktivität hinzugeben« (ebd., S. 85).

Durch verschiedenste Stimuli wie Schmerzprovokation oder Drogen sollen sie die verletzlichen Gefühle der *Verbannten* zum Verschwinden bringen. Die Therapie ist systematisch aufgebaut. Nachdem der Patient das Modell kennengelernt hat, wird der Kontakt zu *Managern* aufgebaut. Die empfindlichen Teile, die polarisiert sind, sollen vom Selbst abgegrenzt werden. In geleiteten Dialogen hilft der Therapeut dem Selbst, eine Entpolarisierung zwischen Teilen zu bewerkstelligen und »verloren« gegangene Teile wieder am Prozess zu beteiligen. Schließlich tauschen sich polarisierte Paare vor der inneren Versammlung unter Mediation des »Selbst« aus und erarbeiten sich neue Rollen.

In den letzten Jahren hat Schwartz immer mehr die innere Instanz eines höheren Selbst konzipiert. Ihm gab er die Eigenschaften von Kontemplation und das, was Buddhisten den »Klarblick« nennen, Spiritualität, Lebenssinn und -richtung. Therapeuten könnten dieser weisen Instanz, nachdem sie sie angeregt hätten, die Führung des inneren Systems überlassen.

Modell des inneren Teams nach Schultz von Thun

Kaum ein Modell ist insbesondere in der Pädagogik und in der Beratung verschiedenster Teams in Deutschland so populär geworden wie das von Schultz von Thun. Es hat drei in Deutschland sehr gut gegründete Wurzeln. Das Handwerkszeug stammt aus der Gestalt- und Gesprächspsychotherapie, das Konfliktverständnis ist gruppendynamisch, verschiedene kommunikationstheoretische Grundlagen sind eingearbeitet.

Nach seiner Vorstellung kann die innere Kommunikation genau so betrachtet werden wie ein übliches Gruppengeschehen in seiner Dynamik. Daher spricht er auch von inneren Teammitgliedern.

Hier soll nur auf die Aspekte eingegangen werden, die für hypnoanalytisches Arbeiten wichtig sein werden.

Das Besondere an seinem Modell ist zunächst die Übersichtlichkeit, Transparenz und klare Orientierung an Alltagserfahrungen. Daher wird sozusagen direkt begreifbar eine innere Bühne aufgemalt (Flipchart), und es wird, bezogen auf ein Alltagsproblem, von allen inneren Teammitgliedern eine zentrale Aussage erhoben, die bereits viel über Rollenbild und Funktion aussagt. Jedes Teammitglied erhält einen Namen und ein Bild oder Symbol und damit einen klaren Charakter. Diese sehr konsequente »Visualisierung« (Schulz von Thun u. Krumbier 2008, S. 241) zeigt die Anordnung des inneren Teams. Mit weiteren Methoden können unerkannte Teammitglieder, die entweder als »Spätmelder« nachträglich auftreten oder verdeckt im Untergrund tätig sind, einbezogen werden. Dabei geht es immer darum, verschiedene Anteile von Botschaften zu entschlüsseln und Interessengegensätze sowie Allianzen kognitiv und emotional transparent zu machen. Das Kommunikationsviereck einer Nachricht (Schulz von Thun 1998, S. 33), bestehend aus Sachinhalt, Selbstoffenbarung, Appell und Beziehungsaussage, spielt hierbei eine tragende Rolle. Die Leitung des inneren Teams hat eindeutig das kompetente Alltags-Ich inne, auf Leitung und Moderation durch diese Leiterin wird bestanden.

Die Arbeit hat klar gegliederte fünf Phasen:

1) Identifikation der Beteiligten
2) Exploration und Selbstoffenbarung einzelner Teammitglieder
3) Konfliktdialog mit wechselnden Partnern
4) Versöhnung und Kompromissbildung, Umgestaltung der Anordnung des Teams
5) Entscheidungen durch die Teamleiterin in Würdigung des inneren Gruppengeschehens.

Die Therapeutin hat die Rolle eines Coachs, unterstützt die Teamleitung in ihrer Arbeit, macht Vorschläge, deckt blinde Flecken auf, hält das Geschehen im Fluss. Sie unterstützt ein Pendeln der inneren Teamführung zwischen Identifikation mit einzelnen Teammitgliedern, Rollenbegrenzung und Abgrenzung von ihnen.

Eindeutiger als alle anderen Modelle bedient sich dieses Modell der Alltagssprache. Es ist entpathologisierend, aber aufdeckend, gleichzeitig lassen sich die Ressourcen des Systems gut darstellen. Die Kommunikationsform bleibt die des Gesprächs. Die Arbeit erfolgt ohne jegliche Innenfokussierung oder gar formelle Trance. Gerade für strukturbezogenes Arbeiten wurden Fallbeispiele genannt (Schulz von Thun u. Krumbier 2008, S. 258). Mit großer Selbstverständlichkeit kann diese Methode mit der hypnotherapeutischen Arbeit in inneren Beratungsräumen kombiniert werden. Ein besonderer Vorteil liegt für Therapeuten darin, dass sie sich in transparenter Weise die Gegenübertragung durch Aufstellung des eigenen inneren Teams verdeutlichen können.

Fallbeispiel Kuno Klammer (Fortsetzung)

Wie er es als Bauzeichner gewohnt war, entwarf Herr Klammer in den Sitzungen eine Skizze, in der die Erfahrung der einzelnen States und ihr Zusammenspiel sichtbar wurden. So fand sich ein State namens »Couch-Potato«, welcher v. a. die Erfahrung hatte, von der Mutter in ihrem Bett verwöhnt zu werden. Die Mutter hatte den Jungen, wenn ihre Angstanfälle sie geplagt hatten, regelmäßig zu sich ins Schlafzimmer geholt, während der Vater unbeteiligt vor dem Fernseher saß. Couch-Potato, ein dreijähriger Junge, spielte hervorragend mit dem Teil namens »Bammel« zusammen. Sie blockierten alle selbstständigen Alltagsaktivitäten und brachten einen Psychiater dazu, ihn langfristig krankzuschreiben und die Berentung vorzuschlagen. Wäre da nicht ein State gewesen mit dem Namen »Tüftler«, ein Junge von 17 Jahren, der sein Moped tunen konnte, um damit weit wegzufahren, sowie ein State, welchen er »Entscheider« (es war ein junger Erwachsener, der die Familie gegründet hatte) nannte, es wäre schwierig geworden, das System zu dynamisieren. Die inneren Helfer für die jungen States wurden nämlich recht effektiv zu stofftierartigen Wesen und damit

Bettbegleitern umgewandelt. Der Tüftler reifte zum erwachsenen »Abenteurer«, der selbstständige Explorationen durchführen konnte. Abenteurer, Entscheider und der alltagsnahe »Familienmensch« gründeten ein Triumvirat, welches die andere Gruppe zu führen verstand. Letztlich wurde durch dieses sehr transparente Arbeiten mit nur vereinzelten Hypnoseschritten völlige Alltagsstabilität erreicht. Herr Klammer füllte nach ca. eineinhalb Jahren einen neuen Arbeitsplatz aus und konnte alleine Reisen und andere Unternehmungen durchführen.

Hypnosystemische Modelle nach Gunther Schmidt

Als ericksonscher Therapeut versteht G. Schmidt unter Hypnose jede Beeinflussung des unwillkürlichen, sich selbst regulierenden inneren Systems:

> »Das gesamte Erleben wird mehr als im üblichen Wachbewusstsein auf autonome Selbstregulation umgeschaltet« (Schmidt 2005, S. 18).

Schmidt betont mit einem konstruktivistischen Blick auf die Wirklichkeiten, dass jegliches Erleben die Folge von Aufmerksamkeitsfokussierung sei. Menschen erzeugen so ihr Erleben ständig selbst neu. Für ihn sind also Ego-States keinesfalls etwas Statisches, sie und das Netzwerk zwischen ihnen werden ständig neu konstruiert. Sie sind einfach das Ergebnis von Aufmerksamkeitsfokussierung, eine Musterbildung mit allen BASK-Komponenten (A: affect, B: behavior, S: sensation, K: knowledge; vgl. Braun 1988).

Probleme wie auch Lösungen sind sozusagen selbst gewebte Teppiche mit unterschiedlichen Mustern, sind einfach unterschiedlich vernetzte Erlebniselemente. Damit gibt es für Schmidt auch keine einzelnen symptomtragenden States und kranke Persönlichkeitsteile. Das eigentlich kompetente innere System ist nur durch eine Problemtrance – eine unwillkürliche Vernetzung automatisierter Muster – unter Druck geraten. In seiner Art der Teiletherapie geht es so letztlich um einen ökologischen Ansatz. Die gegenseitige Beeinflussung der Teile ist sehr viel wesentlicher als die Verfasstheit jedes einzelnen Teils für sich. Und diese Aufstellung des inneren Systems wird an jeder Anforderung der Gegenwart neu konstruiert. Für Schmidt bestimmt daher auch die Gegenwart die Vergangenheit. Therapie heißt dann die Fähigkeit, von einer Problemtrance zu einer Lösungstrance umfokussieren zu können. Hier findet auch die Haltung von M. Erickson, die das Symptom als Lösungsweg ansieht, ihren Ausdruck. Die Wechselwirkungen zwischen allen Teilen müssen überlegt und abgewogen werden.

Die Grenzen zwischen Persönlichkeitsteilen

Es erscheint auffällig – bezüglich der Natur der Selbstanteile gibt es umfangreiche Vorstellungen und Annahmen. Was die Grenzen zwischen ihnen ausmacht, hierüber schweigen sich alle Modelle aus.

Die erste Vorstellung z. B. im Ego-State-Modell ist durchaus organismisch, es ist die einer virtuellen Membran, die verschiedene Inhalte trennt oder Austausch zwischen ihnen erlaubt.

Man kann bei dieser Analogie bleiben. Wir erfahren die Verbindungen mit der äußeren Welt über unsere Sinnesorgane. Sie ermöglichen es, die Körpergrenzen zu überschreiten. Hinzu kommt noch die raumzeitliche Erfahrung, die wir über die Wahrnehmung von Bewegungsabläufen machen können.

Damit ist es naheliegend anzunehmen: Die Grenzen zwischen Selbstanteilen liegen in einer nicht geteilten oder nicht teilbaren Sinneserfahrung. Einem geburtsblinden Menschen die Farbe »Rot« mitzuteilen wird nicht möglich sein. Er kann die Sinneserfahrung nicht teilen. Ein Selbstanteil, welcher auf Tasterfahrungen und Körperhaltungen begrenzt ist, wird sich einem Anteil mit rein akustischer Erfahrung nicht mitteilen können. Diese Grenzen entstehen also durch die Verschiedenheit der Sinneskanäle.

Alle Erfahrung ist zeitgebunden. Ältere Erwachsene, die nach Langem mal wieder ein Baby auf dem Arm halten, erinnern sich vielleicht, wie es »damals« war, als das eigene Kind so klein war. Aber die Erfahrung ist irgendwie fremd geworden, nicht mehr voll gegenwärtig zu machen. Der Erwachsene erlebt eine Zeitgrenze. So kann man sich auch Grenzen zwischen Selbstanteilen vorstellen: erwachsene Anteile, denen jüngere Anteile nicht mehr zugänglich sind, und jüngere, die noch keine innere Vorstellung von der Welt der »Großen« haben können. Für die Lebenszeit vor dem Spracherwerb haben wir nur sehr bedingt explizite Erfahrung. Wie wir laufen, wie wir Treppen steigen, diese automatisierten

Erfahrungen haben keine Sprache nötig. Eine ganze Reihe von averbalen Erfahrungen lassen sich sprachlich nicht oder kaum zugänglich machen. Selbstanteile, die auf sprachliche Verarbeitung ausgerichtet sind, haben eine Grenze zu solchen averbalen, sensomotorisch organisierten Anteilen.

Die meisten inneren Teilemodelle gestehen jedem Selbstanteil eine eigene personale Geschichte, eine eigene Vorstellungswelt, Rolle, Funktion und schließlich auch eigene Ziele zu. Wir können sagen, jedem Selbstanteil kann man ein Selbstverständnis, eine eigene innere Vorstellung, eine Identität zuerkennen. Wahrscheinlich wird es kaum möglich sein, sich die inneren Selbstanteile anders vorzustellen denn als eben Personen mit einem mehr oder weniger begrenzten Erfahrungsschatz und Handlungsrahmen, aus dem Menschen die Welt und ihr inneres Erleben interpretieren müssen. Und die unmittelbarste Erfahrung ist die des Verschiedenseins. Verschiedensein erfahren Lebewesen aber durch Handlungen oder, um einen Ausdruck von Janet zu gebrauchen, Beobachtung von Aktionssystemen anderer Lebewesen.

Jedem dieser Selbstanteile kann man auch eine Art eigenes Weltbild zubilligen, eine Art, der Umgebung mit ihren Bedingungen, Objekten und verschiedenen Reizen zu begegnen und auf sie zu reagieren. Auch wenn wir uns nicht weiter in die Philosophie des Bewusstseins vertiefen, wir können uns vorstellen, dass Selbstanteile ganz unterschiedliche Realitäten haben und unterschiedliche Intentionen, mit diesen wahrgenommenen Realitäten umzugehen. Unter üblichen Bedingungen werden die Selbstanteile sich die verschiedenen Welterfahrungen gegenseitig vermitteln können, auch wenn sie fremd sind, so wie wir uns auch näherungsweise in die Lebenswelt von Menschen hineinversetzen können, die einen ganz anderen Hintergrund haben. Ein Violinvirtuose wird sich in etwa vorstellen können, wie es sich anfühlt, als Automechaniker die Bremsbeläge eines Autos auszuwechseln oder als chinesischer Bauer ein Reisfeld zu bestellen. Im Fall von Extremerfahrung wie bei einer traumatischen Belastung fällt diese Erfahrung derart aus dem Rahmen der Vorstellung aller verfügbaren Persönlichkeitsanteile, dass sie nicht mehr mit den Welterfahrungen der üblicherweise zuständigen Persönlichkeitsanteile zur Deckung gebracht werden kann. Sie ist nicht kommunizierbar. Damit das innere System von diesem

Erfahrungsfremdkörper nicht zerstört wird, muss eine möglichst undurchlässige Grenze gezogen werden. Diese Grenze wird von äußeren Beobachtern z. B. als Amnesie erkannt werden.

Normalerweise wird man sich die Grenzen zwischen Selbstanteilen als fließend und in ständigem Umbau begriffen vorstellen können. Je nach aktueller Lebenssituation, könnte man sagen, werden Grenzen neu gezogen, stärker befestigt oder durchlässig gemacht: ein Anpassungsprozess und eine der kreativen Möglichkeiten, wie sich eine Person immer wieder neu erfindet. Wir können uns die Selbstanteile als Module vorstellen, welche nach Erfordernissen oder eigenem Gestaltungswillen neu zusammengestellt und mit unterschiedlichen Abgrenzungen versehen werden.

Bereits J. Watkins hat sich die Entwicklung des Menschen als einen ständigen Wechsel von Prozessen der Assoziation und Dissoziation vorgestellt. Wir können annehmen, dass diese ständige Neuorganisation in gewissem Umfang lebenslang in Gang bleibt.

Ob und in welchem Umfang die Selbstanteile oder States Veränderungen unterliegen, ist wahrscheinlich einfach eine Frage dessen, wie wir sie definieren. Auch wenn wir die Persönlichkeitsanteile als Module ansehen, so können wir sie noch lange nicht als die kleinsten Einheiten der psychischen Lebensäußerung betrachten. Sie sind selbst bereits zusammengesetzte Strukturen, während auf der elementaren Stufe Reflexe und elementare Wahrnehmungsprozesse stehen.

Im Ego-State-Modell können die verschiedenen States wie Personen Reifungsprozesse durchmachen, es ist geradezu das Ziel der Therapie, sie aneinander und in der Kommunikation miteinander neue Erfahrungen machen zu lassen. Verschiedene Persönlichkeitsanteile werden aber nie in beliebiger Anordnung auftreten. Eine adäquate Vorstellung scheint mir, dass es bestimmte gewohnheitsmäßige »Mannschaftsaufstellungen« gibt, die sich im Laufe des Lebens bewährt haben oder kulturell tradiert wurden. Diese gewohnheitsmäßigen Mannschaftsaufstellungen und die übliche Strategie des Zusammenspiels, das Repertoire, über welches die Mannschaft an Variationsmöglichkeiten verfügt, könnte auch als das Selbst bezeichnet werden. Im Zusammenhang mit der Affektforschung sieht so auch Damásio (1997, S. 302) das Selbst als einen »immer wieder rekonstruierten biologischen Zustand«.

Therapieübung: Innere Grenzen und ihr Schutz

Grenzverletzungen sind Bestandteil jeglicher Alltagserfahrung. Menschen mit z. B. schweren Ängsten oder posttraumatischen Zuständen können alltägliche Grenzüberschreitungen anderer Personen oft schlecht ertragen. Sie benötigen Übungen wie die folgenden.

»Die schützende Hülle« (in Anlehnung an Mende 2010):

- Ich gehe von einer Erfahrung aus, die die Patientin in jeder Fußgängerzone, z. B. auf dem Weg zur Arztpraxis, gemacht haben kann. Jemand geht etwas »zu« nah an ihr vorbei, sodass eine gewisse Spannung entsteht. Oder ein Gegenüber lenkt seinen Blick auf sie, ohne ihn beim Näherkommen abzuwenden.
- Nach Aktualisierung der Erfahrung kann der sensible Nahbereich im Therapieraum nachgestellt werden – mit der Patientin als der Handelnden, die aktiv die Grenze des Nahbereichs eventuell mithilfe von Gesten erprobt.
- Die äußere Körpergrenze kann in der Vorstellung nachgezeichnet werden, mit einem Stift, Pinsel usw., möglichst ganz genau. Ein gewisser Abstand zur Körperoberfläche kann nötig sein. Durch dieses mehrfache Umfahren lässt sich mental ein räumliches Gebilde entwerfen, in dem die Protagonistin genug Platz hat. Bei Kindern oder Jugendlichen ist es besser, dies konkret mit großen Papierbahnen zu tun.
- Das Material, aus dem die Hülle beschaffen ist, wird nun genau beschrieben.
- Die Vorstellung, welche Eigenschaften das Material hat, um Einflüsse von außen z. B. abprallen oder abgleiten zu lassen, kann imaginativ erfahren werden.
- Wichtig ist, dass durch die Membran nach außen hin Kontakt aufgenommen werden kann.
- Die Vorstellung von den Grenzen, die alle Organe haben (Lunge, Leber), kann angeregt werden, ebenso imaginativ die Vorstellung von der Zellmembran und ihren Leistungen, die aktiv förderliche Stoffe in die Zelle aufnimmt und überflüssige ausscheidet.
- Das ganze Vorgehen kann auch in Hypnose vertieft werden.

Verschiedene States können unterschiedliche Wünsche insbesondere hinsichtlich des Schutzes haben.

Die folgende Imagination (nach van der Hart, Boon a. Steele 2011, p. 171) kann sehr unterschiedlich ausgestaltet werden. Zunächst wird ein besonderer Laden imaginiert, ein ungewöhnliches Geschäft an einem magischen Ort. Der Laden soll gemütlich eingerichtet sein, so wie manche Bücherläden, man sollte da genussreiche Dinge finden. Der Laden gehört ganz dem Patienten, so finden sich eben wahlweise viele seiner Lieblingsgegenstände: aromatische Getränke, Lieblingsmusik ... Dazu kommen magische Steine, Fläschchen mit heilenden Flüssigkeiten, Schutzschirme ...

Ein besonderer Bereich ist verschiedenen Schutzkleidungen gewidmet, Anzügen, die rundum schützen können. Diese Anzüge verschiedener Zuschnitte und Farben sind federleicht, aber zäh und beständig, eine Art emotionales Kevlar®-Gewebe, das für die Umgebung unsichtbar bleibt ...

Verschiedene Schutzanzüge sollen ausprobiert werden. Die einzelnen Ego-States werden eventuell spezielle unterschiedliche Anzüge benötigen und entsprechend auswählen.

Zur Erprobung verlässt der Patient den Laden und begibt sich mit dem jeweiligen Anzug in eine widrige Situation, testet also die Schutzwirkung und passt den Anzug an.

Der Laden kann, da er ja der eigene ist, immer wieder aufgesucht werden.

Psychoanalytische und hypnotherapeutische Annahmen über Grenzen zwischen Selbstanteilen

Von Freud geprägte Vorstellungen sind die von verschiedenen inneren Instanzen. Zwar sieht er relativ starre Grenzen z. B. zwischen Es und Ich. Doch nimmt er bereits für die frühe Ich-Identitätsbildung beim Kleinkind an, dass sich vom Es aus, nach der Entdeckung und Festigung der Körpergrenzen, durch die Wechselwirkung zwischen Trieben und sozialen Einflüssen Regungen und Bedürfnisse bilden, die als Triebabkömmlinge des Ich im Es verstanden werden können. Das frühe Ich wächst sozusagen aus dem Es heraus wie eine Baumkrone aus dem Baumstamm. So getrennt also sind die Instanzen nicht. Auch das Über-Ich ist eine Instanz, die sich erst aus dem Es heraus durch die Erfahrungen mit den Eltern entwickelt. Dieses Instanzenmodell hat Freud über sein erstes Modell gelegt. Das erste Modell ist dagegen ein Modell von Ebenen der Zugänglichkeit des Bewusstseins (unbewusst – vorbewusst – bewusst). Dieses Modell ist noch sehr nahe an dem, was die ersten Hypnotherapeuten annahmen. Sie nahmen durchweg an, dass die Handlungen, die z. B. im Rahmen einer posthypnotischen Suggestion unwillkürlich ausgeführt würden, aus anderen Schichten als der der Alltagspersönlichkeit ausgeführt würden. Die erste Beobachtung von Hypnotherapeuten war ja die von Automatismus und der Übernahme dessen, was der Hypnotherapeut an Handlung einforderte. Die Grenze zwischen der Alltagspersönlichkeit und den unterbewusst aktiven Existenzen wird damit durch die Hypnosephänomene (siehe Tab. 5) gebildet.

Altersregression	Altersprogression
Amnesie	Hypermnesie
Anästhesie, Analgesie	Hypersensitivität
Katalepsie	Hypermotilität
Assoziation	Dissoziation
positive Halluzination	negative Halluzination
Zeitausdehnung	Zeitverkürzung
prähypnotische Suggestion	posthypnotische Suggestion

Tab. 5: Hypnosephänomene

Damit hat die Hypnosetherapie auch regelmäßig die Schwierigkeit, zwischen unterbewussten Regungen und unwillkürlichen Handlungen zu unterscheiden. Deutlich war sowohl für Bernheim wie auch für Janet, dass ein Teil der unwillkürlichen Handlungen sehr wohl bewusst, gleichwohl ohne Kontroll- und Einflussmöglichkeiten ablaufen. Für Janet gab es die reine unbewusste Regung, die nicht zu einer Handlung führt, einfach nicht. Für ihn als Psychologen der Handlung, mit der Philosophie des Élan vital im Hintergrund, gab es nicht das rein geistige Unbewusste, welches ohne Folgen für das manifeste Verhalten sein könnte. Für ihn waren alle Handlungen, auch die mentalen Handlungen, mit einer gewissen Bewusstheit, aber nicht zwingend einem personalen Bewusstsein verbunden.

Die Konstruktion der Grenzen

Wir können sinnvollerweise annehmen, dass die Grenzen zwischen inneren Persönlichkeitsanteilen nicht von vornherein festliegen. Durch die genetische Ausstattung und die Umgebung, insbesondere das familiäre Umfeld, in das wir hineingeboren werden, sind aber bestimmte Anordnungen und »Bau- oder Konstruktionspläne« wahrscheinlicher als andere. Wenn das Denken in Ego-States aber sinnvoll sein soll, dann ist es immer auf eine Dynamik ausgerichtet. Die Dynamik heißt in erster Linie Anpassung an Anforderungen der Umgebung und die Verwirklichung von Grundbedürfnissen im gegebenen Rahmen. So konstruieren wir uns in gewissem Umfang ständig neu, verändern die »innere Mannschaftsaufstellung«. Das, was wir unser Selbst nennen können, ist in diesem Verständnis das Wissen darüber, wie, wann und warum wir diese innere Aufstellung verändern.

Die Grenzen sind damit Grenzen der Selbst- und Welterfahrung der einzelnen States und so in erster Linie die der Kommunikation. Bei einer Flugangst kann ein State, welcher die Erfahrung der bodenlosen Angst hat, durchaus Schwierigkeiten haben, diese Empfindung einem Alltags-State mitzuteilen, welcher nur übliche Furcht kennt. Die inneren States haben im Problemfall Schwierigkeiten, die inneren sinnlichen Erfahrungen zu teilen.

Da die Erfahrungen zeitgebunden sind, kann es verschiedene Zeitgrenzen geben. Üblicherweise wird dies plastisch in den Therapiemodellen am besten dadurch verstanden, dass den States ein bestimmtes Alter gegeben wird, gewöhnlich das Alter des ersten Auftretens, der ersten bedeutungsvollen Erfahrung. In begrenztem Umfang können sie reifer werden, z. B. im Rahmen einer Therapie.

Festigung, Durchlässigkeit und Auflösung von Grenzen

Mit dem Blick auf innere Grenzen können wir uns an den Grundbedürfnissen orientieren, wie sie Grawe (2004, S. 146) formuliert hat. Wir ziehen innere Grenzen, indem wir einzelne Teile möglichst explizit benennen und in möglichst vielen Submodalitäten näher charakterisieren. Gerade dann, wenn wir Gegensätze, Schwartz würde sagen: »Polaritäten«, zwischen Anteilen formulieren, bestätigen wir uns Kohärenz und geben unserem aktuellen Selbst Auskunft über die Vereinbarkeit der gleichzeitig ablaufenden Prozesse, Regungen und Tendenzen. Dieses Prinzip wurde von Grawe mit dem Begriff »Konsistenzregulation« beschrieben. Konsistenzregulation ist nach Grawe ein Grundbedürfnis, welches erst die Vermittlung verschiedener Strebungen untereinander und die Anpassung an die Umwelt ermöglicht.

Wenn wir zu den stärksten Beeinträchtigungen des Selbsterlebens gehen, wird deutlicher, weshalb Menschen sich innere und äußere Grenzen möglichst klar einrichten müssen. Klinisch erscheinen die inneren Grenzen wie die zur äußeren Welt bei schizophrenen Psychosen am weitestgehenden aufgelöst oder unkenntlich. Gegenwärtig wird angenommen, dass bei der Schizophrenie Beeinträchtigungen der Denk- und Wahrnehmungsfunktionen das Geschehen grundlegend bestimmen. Scharfetter (Moskowitz 2009, pp. 53–58) hat die Folgen für die innere Erfahrung des Selbst beschrieben und sie in fünf Grunddimensionen angeordnet. Er hat sie aus den Äußerungen schizophrener Patienten über ihr Selbsterleben und den Vorstellungen von ihrem Verhalten abgeleitet und in eine Hierarchie gebracht (siehe Abb. 1).

Erst wenn Menschen diese Pyramide für sich anhaltend eingerichtet haben, können sie sich erlauben, innere Grenzen zu variieren, ihre Anordnung oder ihre Durchlässigkeit zu verändern. Diese Pyramide – und ein irgendwie geartetes Bewusstsein davon – ist also Voraussetzung dafür, mit den inneren Grenzen, den Teilen also, und mit der inneren Mannschaftsaufstellung spielen zu können.

Erst dann können Teile Allianzen eingehen, miteinander fusionieren, sich in Konflikten austauschen usw. Menschen mit psychotischen Problematiken sind sozusagen unfähig zur Neurose. Klinisch können wir regelmäßig beobachten, wie Menschen mit Psychosen irritiert auf Partner reagieren, die innere oder zwischenmenschliche Konflikte austragen.

Es ist also geradezu eine Leistung der inneren Selbstorganisation, irritierende Grenzziehungen, Verschiebungen und Auflösungen im Inneren zulassen zu können. Das, was Schultz von Thun etwas rustikal mit »Klumpatsch-Bildung« beschreibt (1998, S. 146), die Verkeilung mehrerer innerer Teammitglieder ineinander, ihre Verschmelzung bis zur Unkenntlichkeit, ist zunächst einmal eine Leistung, die dann möglich ist, wenn wir die fünf Stufen der Pyramide verfügbar haben. Dann können wir erlauben, States ineinanderfließen, sich gegenseitig blockieren oder verstärken zu lassen.

Ich-
Identität/
personales
Gefühl als Mensch
unter anderen Menschen
Ich-Abgrenzung/
Innen und Außen,
Durchlässigkeit
Ich-Konsistenz und
Kohärenz/Innere Anteile,
ihre Grenzen und Beziehungen
Ich-Aktivität/
Handlungsmöglichkeit,
Verfügbarkeit von Kraft
Ich-Vitalität/
Lebendigkeit,
Erfahrungsmöglichkeit

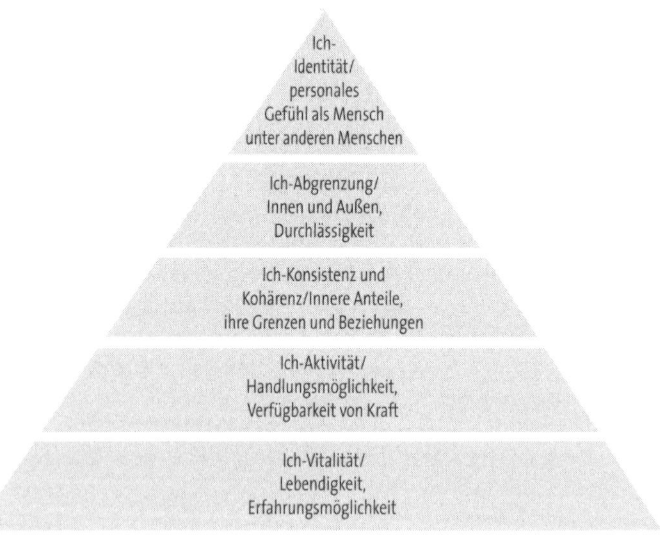

Abb. 1: Die fünf Grunddimensionen nach Scharfetter (vgl. Moskovitz 2009, pp. 53–58)

Therapieübung: Beziehung und ihre Grenzen

Baker (1981) hatte Techniken wie die nachfolgend beschriebenen primär für Menschen mit psychotischen Störungen entwickelt, sie erweisen sich aber häufig bei zwischenmenschlichen Regulationsproblemen bezüglich Nähe und Distanz als gut geeignet. Ich gehe zunächst von Wahrnehmungs- oder Achtsamkeitsübungen aus, um dann Vorstellungen von angenehmen Tätigkeiten für sich alleine zu evozieren.

Im Folgenden geht es um eine Anbahnung: einen Weg von der Beobachtung zum erinnerten neutralen Bild und dann zum bedeutungsvollen Objekt (siehe auch Theorie der Objektpermanenz bei Piaget in Oerter u. Montada 2002, S. 174 ff.) in Gestalt der Therapeutin. Zuerst macht die Patientin die Übung mit offenen, dann nach Möglichkeit mit geschlossenen Augen.

Zunächst soll die Patientin einen angenehmen oder neutralen Gegenstand auf dem Weg zur Praxis genau beschreiben (die Uhr am Marktplatz, die Klinke der Eingangstür usw.). Dann kann es so weitergehen:

(1)[1] Die Patientin soll sich selbst alleine bei einer angenehmen Tätigkeit erleben. Hier kann ganz einfach die Handlung dargestellt werden, angereichert mit sinnlichen Details (VAKOG).
- Einen neutralen Gegenstand beschreiben, der mit der Therapeutin zu tun hat.
- Den freundlichsten Gegenstand im Therapieraum beschreiben.
- Eventuell anschließend einen Gegenstand beschreiben, der Spannung auslöst.

(2) Die Patientin versetzt sich nun in eine angenehme Situation (konkret erlebt oder imaginiert), schließt dabei die Augen. Sie öffnet die Augen auf ein Zeichen und blickt die Therapeutin so an, wie es ihr angemessen erscheint. Dann schließt sie abermals die Augen und sieht sich wieder in derselben angenehmen Umgebung.

(3) Die Patientin stellt sich die Therapeutin irgendwo an einem neutralen Platz außerhalb des Therapieraumes vor und beobachtet sie, wobei sie sich in einem wohlig entspannten Zustand befindet.

(4) Die Patientin stellt sich in wohlig entspanntem Zustand abwechselnd Bilder von sich und der Therapeutin vor. Dies kann z. B. mithilfe der Screen-Technik in wechselnder Doppelprojektion geschehen. Die Projektionsflächen sind

1 Die Zahlen verweisen auf die originalen Übungsschritte bei Baker (1981).

zweckmäßigerweise unterschiedlich gestaltet. Die Bilder von Therapeutin und Patientin können nun miteinander verbunden werden, soweit dies möglich ist, zu einer gemeinsamen Landschaft oder neutralen Aktivität.

(5) Im nächsten Schritt sieht die Patientin sich und die Therapeutin bei parallelen Aktivitäten. Aus diesen entwickelt sich irgendeine Form von Interaktion (Beispiel: Fahrrad fahren, sich begegnen; eine Landkarte studieren; ein Stück Wegs nebeneinanderradeln, wieder abzweigen).

(6) Nun können manche Patientinnen in der Lage sein, eigene abgelehnte States oder einfache Erlebnismomente zu visualisieren oder auch solche bei der Therapeutin (z. B. diese in einem Moment der Ungeduld oder da sie etwas Wichtiges vergessen hat).

(7) Schließlich wird es möglich sein, verschiedene – gute und böse – Aspekte von sich und der Therapeutin nebeneinander in der Vorstellung zu erleben. Sie verlässt z. B. ärgerlich die Praxis, nachdem die Therapeutin mit scharfer Stimme auf sie eingeredet hat. Bei Bedarf können hier Vorstellungen schützender Grenzen aktiviert werden.

Nach meiner Erfahrung ist es weniger wichtig, die Übungen systematisch aufeinander aufzubauen, als sie aus dem aktuellen Übertragungsgeschehen an das mentale Handlungsniveau und den momentanen Spannungszustand der Patientin anzupassen. (Ausführlichere Beschreibungen finden sich auch bei Frederick und McNeal 1999, pp. 209–215, und Fromm und Nash 1997.)

Die Energie in der Teilearbeit

Über den Energiebegriff in der Psychotherapie wurde viel geschrieben, und bis heute verstehen Menschen ganz unterschiedliche Dinge darunter. Es gibt zunächst ein alltägliches, sehr subjektives Erleben von Energie, daneben aber auch die ständige Begegnung mit physikalischen oder chemischen Phänomenen in unserer Umwelt, die wir als Modell für die Vorstellung unserer inneren Energie heranziehen.

Das Alltagsverständnis psychischer Energie

Wir handeln schneller oder langsamer, mit mehr Elan oder weniger. Wir sind aufmerksamer oder diffuser in der Wahrnehmung. Unser Körper fühlt sich fester oder weicher an – solche Erfahrungen sind es, die uns während des wachen Alltags begleiten und die wir mehr oder weniger beobachten. Sie sind der Anlass, Gedanken über die »Energie« zu formulieren. Wir kommen anscheinend nur schwer ohne einen Begriff von Energie aus – irgendwie ist Energie eben Leben für uns, sicher nicht zuletzt aufgrund der belebenden Erfahrungen durch eine Frühlingssonne.

Die Anleihen bei den Naturwissenschaften

Alle frühen Psychologen von Freud bis Janet waren geprägt von im wesentlichen zwei naturwissenschaftlichen Bereichen, den Entdeckungen zur Hirnanatomie und Hirnphysiologie und den technischen Errungenschaften durch die Nutzung der Elektrizität (Ellenberger 2005, S. 515–528, 655–657). Doch bereits Freud erkannte, dass es nicht damit getan ist, Energie als etwas Quantitatives zu beschreiben. In allen Modellen, und das ist ein sehr spekulativer Bereich, kommt ein qualitatives Element hinzu. Peichl (2007, S. 75–80) hat darauf hingewiesen, wie irreführend im Rahmen des Ego-State-Modells der freudsche Energiebegriff werden kann. Die freudschen Anschauungen sehen das Gehirn als Maschine, als einen Apparat an, der über die Sinnesorgane Energie aufnimmt, die gestaut oder durch Entladung auch abfließen kann. Für die Untermauerung der Triebtheorie ist eine solche Vorstellung von Energieflüssen ganz praktikabel, können doch manche klinischen Erscheinungen durch mangelnde Abfuhr von libidinöser Energie, andere durch fehlende »Besetzung« anschaulich gemacht werden.

Auch wenn diese Vorstellungen von Energie als überkommen angesehen werden, wurden sie generell nicht durch andere ersetzt. Auch das Ego-State-Modell operierte mit dem antiquierten Energiebegriff, weil P. Federn sich nicht von ihm zu lösen verstanden hatte. Für das Verständnis der Dynamik innerer Persönlichkeitsteile und ihres Austauschs mit einer Umwelt ist aber ein differenzierteres Modell nötig. Dieses Modell muss erklären können, weshalb bestimmte Anteile im Vordergrund zu stehen scheinen, den Austausch untereinander behindern oder fördern, an einem

Problem teilnehmen oder im Untergrund verschwinden und doch verdeckt Einfluss nehmen.

Die Theorie der strukturellen Dissoziation orientiert sich am energetischen Modell von P. Janet. Auch Janet nimmt eine geistige Energie an. Ein Mangel daran führt nach ihm zu den verschiedenen Formen von neurasthenischen Störungen. Er stellte sich dabei den Organismus eher wie ein Wirtschaftsunternehmen vor, mit Einnahmen und Ausgaben – als dynamisches, ökonomisches System. Es enthält zwar noch einige Vorstellungen klassischer Physik. Hauptziel der Anschauung ist aber die Vorstellung, eine Balance (Janet 1923/2002, p. 117) zwischen Einnahmen und Ausgaben an psychischer Energie herzustellen. So teilt er auch in Janet (1919a) die Kapitel ein anhand der Interventionen, die helfen, psychische Energie einzusparen, also Ausgaben zu vermindern, und derjenigen, die helfen, Einnahmen zu vermehren (Janet 1925, p. 371). Der psychologische Arzt nehme die Rolle quasi des Bankers oder des Buchhalters ein, der Prokura hat und beim Patienten dafür sorgen darf, dass mentale Verausgabungen eingespart werden oder aber für neue Erwerbungen, sprich: für neue Kraft gesorgt wird. Dabei definiert er zwei verschiedene Arten von Energie – die mentale Kraft und die mentale Spannung –, die innere, mentale Handlungen zwischen Persönlichkeitsanteilen wie auch das manifeste Verhalten in einer Umwelt verständlich machen. Seine Dualität von Energien scheint mir für klinische Teilemodelle wesentlich geeigneter als der Vorschlag von J. Peichl, der mit neurobiologischem Bezug eine Dreiheit von Kraft, Energie und Information unterstellt.

Mentale Kraft als vitales Prinzip

Mentale Kraft, »la force«, ist so etwas wie eine grundsätzliche Kraft, ein Antrieb (Energy), beinhaltet aber auch die Fähigkeit, Handlungen zu starten, sowie die Ausdauer, sie abzuschließen. Damit findet sich ein quantitativer Begriff. »La force« ist auch verantwortlich für die Geschwindigkeit psychischer Prozesse, ebenfalls für die Fähigkeit, Wahrnehmungssysteme zu aktivieren.

Es gibt diese Kraft in ihrer latenten und manifesten Form.

> »Energie zu mobilisieren bedeutet, dass man sie von der latenten in die manifeste Form überführt« (Ellenberger 2005, S. 516).

Diese Kraft ist mit den phylogenetisch älteren Systemen des Gehirns verbunden:

> »Die elementaren und alten (Handlungs-)Tendenzen haben regelhaft eine große Menge Energie; die höherstufigen und kürzlich erworbenen Tendenzen haben für gewöhnlich weniger Energie« (Janet 1925, p. 682; Übers.: H. R.).

Therapieübung: Krafttier

Tiere stellen in der Entwicklung zum einen archaische Selbstobjekte dar, stehen für Vitalität, die Kraft, die auch allen anderen Menschen überlegen sein kann. Viele Patienten schreiben diesen tierischen Selbstobjekten Eigenschaften ähnlich denen der Tierkreiszeichen zu. Daneben können reale Erfahrungen mit Tieren präsymbolischer Ausgangspunkt für diese symbolisch zu schaffenden Wesen sein. Ein besonderer Vorteil ist, dass tierische Lebewesen letztlich auf den Besitzer hören und seelisch nur einfache, unmittelbare Regungen zeigen. So wird das Krafttier die symbolische Übersetzung der »inneren Stärke« (Frederick a. McNeal 1999, pp. 141 ff.). Als Begleiter kann daraus das tröstende Lebewesen werden, welches beim Verlust der Bindungsfigur als Übergangsobjekt fungiert. Die katathym-imaginative Psychotherapie bietet hier reichlich Material an (Steiner u. Krippner 2006).

- Fokussieren auf eine Erfahrung, bei der sich das innere Kraftzentrum wie von alleine in seiner besten Form bemerkbar machte.
- Wecken der Körpererinnerung – an den Ort im Körper, an dem die Kraft damals am besten spürbar war. Wo und mit welchen Qualitäten lässt sich das Kraftgefühl jetzt wahrnehmen?
- Für dieses Kraftgefühl ein Lebewesen finden, welches gut zu ihm passt.
- Eine Landschaft imaginieren, in der das Lebewesen beobachtet werden kann.

- Das Lebewesen in seinem Aussehen und seinen Bewegungen aus angemessener Entfernung betrachten.
- Dem Lebewesen auf gleicher Augenhöhe begegnen.
- Es kann passend sein, sich in den Körper des Lebewesens hineinzuversetzen. Weniger komplex ist es, sich von dem Lebewesen mit einer Geste die Kraft übertragen zu lassen.
- Es kann auch mehr als ein Krafttier imaginiert werden. Manchmal wird ein Lebewesen benötigt, welches als wehrhaftes Tier seinen Besitzer bedingungslos (»mentale« Kraft) verteidigt. Andere Gestalten haben Übersicht, vorausschauendes Wissen usw. (Ausdruck mentaler Effizienz).

Diese Imagination lässt sich als geführte Imagination, besser aber dialogisch unter Nutzung ideomotorischer Signale durchführen. Sollten Patienten mit dieser Vorstellung Schwierigkeiten haben, so eignet sich die erweiterte »Baumübung« (Reddemann 2004, S. 48), bei der man sich den Körper wie einen idealisierten Baum vorstellt, als Alternative.

Mentale Spannung als Synthese- und Integrationsfähigkeit

Mentale Spannung, »la tension«, also psychische Spannung, ist ein mehr qualitativer Begriff. Er bezeichnet die Fähigkeit, psychische Energie zu benutzen. Konsequenterweise übersetzen van der Hart, Nijenhuis und Steele (2008, S. 207) diesen Begriff auch mit »mentaler Effizienz«. Spannung versetzt das Individuum in die Lage, mehrere Aktionen auszuführen bzw. mehrere Phänomene zu nutzen, also eine Synthese zwischen Aktionen so herzustellen, dass das höchstmögliche Handlungsniveau erreicht wird:

> »Je höher das mentale Niveau, das heißt, je mehr mentale Operationen eine Person zusammenfügen kann, desto höher ist ihre psychologische Spannung« (van der Hart, Brown a. van der Kolk 1989, p. 12; Übers.: H. R.).

Zwischen der Kraft und der Spannung gibt es Oszillationen. Das Individuum benötigt für die Gesundheit ein Gleichgewicht zwischen diesen beiden Einflüssen. Ein Ungleichgewicht führt letztlich zu Einschränkungen der psychischen Syntheseleistungen, damit einer Verhinderung der Realitätserfassung und -anpassung. Dies setzt u. a. den Prozess der Dissoziation in Gang (Wolfradt 2006, S. 188).

Dieses Modell hat eminente Folgen für die klinischen Beobachtungen wie auch für die Therapie. Wenn eine Person unter dem Einfluss von reichlicher »force« steht, ohne jegliche mentale Effizienz, entstehen Reflexhandlungen, Impulsivität, triebhaftes Handeln. Dies alles ist nicht angepasst an die Umgebungsbedingungen, nimmt keine Rücksicht auf Kontexte, soziale Bezüge oder zeitliche Zusammenhänge.

Fehlt dagegen der »tension« die nötige »force«, so werden Handlungen nicht ausgeführt oder nicht komplettiert, man könnte auch sagen, es fehlt der Weltbezug zu den inneren Ideen und Tendenzen. Ideen und Vorstellungen werden nicht erprobt, damit fehlt ebenfalls die Möglichkeit zu einer Synthese auf einer höheren Ebene.

Mit dieser Dualität lässt sich die Verfasstheit einzelner States recht gut beschreiben. Noch wichtiger: Sie eröffnet ein erweitertes Verständnis für das Wechselspiel der Teile und die beobachtbaren Interaktionen mit den äußeren Objekten. Wir werden noch sehen, das Konzept von Janet lässt sich sehr gut mit Fonagys (Fonagy, Gergely, Jurist u. Target 2004) Vorstellung von Mentalisierung vereinbaren, welche in einer hypnoanalytischen Teilearbeit zukünftig einen wichtigen Platz einnehmen könnte.

Weitere unterscheidbare Energieformen?

Gedanken können als mentale Handlungen aufgefasst werden. Aber hat Janet nicht doch etwas unterschlagen? In seinen Vorstellungen taucht das Gegenteil der Synthese, die aktive Zerlegung, nicht auf. Destruktive Prozesse sind bei ihm Ungleichgewicht und Mangel an adaptiver Nutzung mentaler Kraft. Ebenso wenig gibt es in dieser Vorstellung die reine Wahrnehmung, das Verharren, das ausschließliche Gewahrsein. Ist dieser Zustand, man könnte ihn auch als eine Verfassung des Geschehenlassens bezeichnen, nur die Abwesenheit von Handlung oder etwas Eigenes, Drittes? Kann man sich das Bewusstsein in Bezug auf etwas als frei von Handlung vorstellen? Für Meditation und Tranceerfahrung kann diese Frage wichtig sein. Im Rahmen der Selbsthypnose haben Fromm und Kahn diesen Zustand »ego receptivity« genannt (zit. nach Frederick a. McNeal 1999, pp. 171 ff.). Auch Plassmann (2007, S. 36) bringt in seine Therapiekonzeption die Vorstellung einer ganz ähnlichen Kraft ein, die der emotionalen Präsenz.

Alle Teilemodelle sind aber dynamische Modelle, die Sub-Selbste sind handlungsorientiert. Der Austausch, die ständige Neuanordnung zwischen ihnen kommt nicht zum Stillstand. Es dürfte auch schwerfallen, sich Grenzen als statisch und unverrückbar vorzustellen.

6 Der psychische Automatismus – Pierre Janet und seine Grundannahmen

Für Philosophen wie Janet schien es klar zu sein: Es gibt kein Bewusstsein ohne Aktivität. Das »rein Geistige« existierte für ihn nicht, er sah seine Propagierung als romantischen Mystizismus an. Neuerdings tauchen seine Grundannahmen seitens neurobiologisch orientierter Bewusstseinsphilosophen wie Thomas Metzinger wieder auf. Sie haben heute ein ganz anderes Gewicht, durch empirische und experimentelle Forschung. Auch Metzinger nimmt an, das Denken und alles, was damit zusammenhängt, sei »in seinen tiefsten Ursprüngen ein motorischer Vorgang« (Metzinger 2011, S. 176):

> »Das denkende Selbst wäre dann aus dem körperlichen Selbst hervorgegangen, indem es körperliche Bewegungen in einem abstrakteren geistigen Raum simulierte.«

Wir »begreifen« etwas, indem wir es uns mit Händen verfügbar machen, es manipulieren.

Eine Art von Handeln ist so die Möglichkeit, die Aufmerksamkeit auf bestimmte Ziele zu richten, den inneren Scheinwerfer auf einen Gegenstand der Wahrnehmung oder ein Körpergefühl. Diese Art des Aufmerksamkeitshandelns erzeugt das Erleben eines »Ich-Gefühls«. Allerdings, und das sei von westlichen Denksystemen wie der Psychoanalyse außer Acht gelassen worden, ist die

> »offensichtliche Tatsache, dass der größte Teil unseres Denkens ein subpersonaler Vorgang ist: das ständige Geplapper eines automatisch ablaufenden inneren Monologs, das Hintergrundgeräusch aus Erinnerungen, Bewertungen und kleinen Geschichten, welches wie ein Schleier die Wahrnehmung des aktuellen Moments trübt« (ebd., S. 177).

Genau damit hat sich Janet beschäftigt, mit diesen subpersonalen Vorgängen, die in ihrer einfachsten Form aus elementaren Reflexen bestehen, Automatismen, die für ihn zum Schlüssel des Verständnisses dissoziativer Phänomene wurden. Er entwickelte seine Anschauungen aus der Beobachtung und Behandlung von Kranken mit »Hysterie«, wie der damalige Begriff für dissoziative Störungen lautete. Die Psychotherapie des 20. Jahrhunderts hielt die Hysterie nur noch für eine Randerscheinung. Es ist nicht chic für vom freudschen Denken geprägte Menschen, Automatismen am eigenen Leib zu erleben. Hiervon hat Siri Hustvedt (2010) ein beredtes Zeugnis abgelegt.

Nach Janet sind Automatismen die kleinsten Bausteine der Lebensäußerungen, elementar bei Reflexen, im Krampfanfall, in der Katalepsie. Einfache, reflexhafte Abläufe können nur Vergangenes wiederholen. Alle höheren Funktionen entstehen durch Integration und Synthese von solchen einfachen Handlungsabläufen. Sie helfen dabei, den Organismus in einer sich verändernden Umgebung besser im Gleichgewicht zu halten (van der Hart 1989). Je höher der Integrationsgrad, je komplexer die Syntheseleistung, desto stärker ist die Handlung mit personalem Bewusstsein verbunden. Die Phänomene der Dissoziation sind Rückgriffe auf niedrigere Synthesegrade. Im Krankheitsfalle kann der Mensch die notwendige Balance von psychischer Kraft und mentaler Effizienz nicht herstellen, Automatismen bestimmen das innere und äußere Handeln.

> »Dinge geschehen so, als ob eine Idee, ein Teilsystem an Gedanken, sich selbstständig machen würde, sich unabhängig machte, um sich eigenmächtig weiterzuentwickeln « (Janet 1907, p. 42; Übers.: H. R.).

Die auf den gegenwärtigen Moment gerichtete Geistestätigkeit wird durch die inneren Automatismen absorbiert. Motorische Prozesse laufen weiter, während sich das Bewusstsein davon abgelöst hat. Die gleichzeitige Bewusstheit der äußeren Realität löst sich auf, die Verarbeitungsprozesse der realen Wahrnehmung werden beeinträchtigt. Der Mensch ist inneren fixen Ideen überlassen. Häufig sind solche Ideen entstanden im Zuge eines traumatischen Geschehens, verselbstständigen sich, lösen sich vom tatsächlichen Erlebnis. Sie sind damit nicht mehr mit dem autobiografischen Gedächtnis verbunden. Die Störungen der Sinnestätigkeit sind die Beeinträchtigung der Wahrnehmungsfunktionen bei Dissoziation, ebenso aber motorische Automatismen, die als Handlungsschemata der bewussten Steuerung und auch der Wahrnehmung entgehen. Sie können motorische Plus-Funktionen wie Konvulsionen oder Kontrakturen, genauso aber Minus–Funktionen wie Lähmungen und Schlafanfälle sein.

Selbstübung: Geschicklichkeit und mentale Spannung

Orientieren Sie sich bei dieser Übung an der Erfahrung, die beim Üben an einem Musikinstrument gemacht werden. Eine schwierige Passage muss langsam genug begonnen werden. Bei den ersten Wiederholungen treten zunächst zunehmend durch eine rasche Ermüdung motorische Fehler auf. In diesem Stadium muss so lange fehlerfrei wiederholt werden, bis »es sitzt«, also automatisiert ist. Erst jetzt tritt das Gefühl der Bemeisterung auf, Janet würde sagen: der »Triumph«, der die Handlung abschließt. Nun erst gibt es Freiheit für die individuelle Gestaltung.

- Wählen Sie eine dieser scheinbar einfachen Tätigkeiten: Gemüse klein schnipseln, mit einem Basketball den Korb treffen, Nägel mit zwei Schlägen in ein Holzbrett einschlagen, in einem Boot paddeln oder rudern, Gegenstände jonglieren.
- Konzentrieren Sie sich so darauf, und wiederholen Sie diese Tätigkeit so lange, bis »Sie ganz ihr handelnder Arm« sind.
- Das führen Sie fort, bis die Tätigkeit rhythmisch optimal funktioniert.
- Beobachten Sie, wie sich nun die Gedanken wieder von Ihrem Tun lösen können, ohne dass sich der Rhythmus der Tätigkeit verändert, dass Sie etwas denken können, was mit der Tätigkeit nichts mehr zu tun hat.
- Sie können ganz sicher die Genugtuung bemerken, die direkt von Ihrem Körper ausgeht.
- Auch Ihre Gedanken könnten vermehrt in Fluss geraten.

Sie können diese Erfahrung auch machen, wenn Sie jemandem zusehen, der einen Arbeitsvorgang harmonisch rhythmisiert hat. Dabei ist es egal, ob es sich um einen Stuckateur handelt, der Mörtel an die Wand wirft, oder einen Pianisten bei einem Debussy-Prélude.

Sie haben soeben unter Zuhilfenahme mentaler Kraft Ihre mentale Effizienz gesteigert.

Ganz ähnliche Dinge kann man gerade bei Menschen mit geistiger Behinderung anregen, um die mentale Effizienz zu verbessern.

Automatismen und Stufen bewussten Handelns

Totale und partielle Automatismen

Wird die Bewusstseinstätigkeit vollständig vom Automatismus beansprucht, entstehen umfassende Zustände wie kataleptische Starre, Bewusstlosigkeit oder ein einzelner Sinneseindruck. Die Verbindung zur persönlichen Perzeption, zu anderen Bereichen der Persönlichkeit, die eine Auswertung und ein Vergleichen von Erfahrungen und Kontrolle ermöglichen könnte, erlischt (Janet 1889, p. 49). Beim partiellen Automatismus sind einer oder mehrere Funktionsbereiche gestört, wie z. B. bei einem Taubheitsgefühl der Haut oder bei abrupten Schleuderbewegungen der Extremitäten. Beide Formen werden jedoch von Regungen bestimmt, die wie ausgestanzt nur einen Erfahrungsbereich umfassen, einen Gedanken, ein Bild, eine Wahrnehmung.

Automatismus und Bewusstseinsfeld

Verschiedene Automatismen können in fester oder durch Außenreize vermittelter Abfolge miteinander verbunden werden. Je stärker sie die Handlungsabläufe bestimmen, desto mehr engt sich das Feld des personalen Bewusstseins ein. Der Automatismus hat sozusagen ein Eigenleben mit einer eigenen Ausdrucksform, einer eigenen Organisation der Wahrnehmung. Mit zunehmender Einengung des Bewusstseinsfeldes können immer weniger Elemente miteinander verbunden werden, die Integrationsfähigkeit beschränkt sich auf wenige Verknüpfungen. Das Ziel ist die Wiederholung früherer Muster, neue Umgebungsbedingungen bleiben ausgeblendet. Das aufmerksame Wachbewusstsein kann auf die Erfahrungen im Automatismus nicht zugreifen.

Unbewusst oder unterbewusst – zwei divergierende Konzepte

Janet prägte den Begriff des Unterbewusstseins für die Bereiche des Individuums, in denen Erfahrungen und Erlebensbereiche der Automatismen vorherrschen. Je weniger die einzelnen Abläufe miteinander verknüpft werden können, umso tiefer, besser: basaler ist die Schicht des unterbewussten Handlungssystems. Ähnlich wie bei geologischen Gesteinsformationen oder Erdschichten können die einzelnen Schichten zutage treten, überlagert werden, unterbrochen werden von einer darüberliegenden Schicht oder auch abreißen. Die Automatismen können aufeinanderfolgen, in Ketten sich gegenseitig auslösen. Sie können mit mehr oder weniger personaler Bewusstheit und mentaler Verarbeitung ausgestattet sein.

Dieses Schichtenmodell unterscheidet sich erheblich von der Vorstellung des dynamischen Unbewussten bei Freud, welches ja nur durch die Verbindung mit der Triebtheorie verständlich wird. Die Regungen, die ins Unbewusste »verdrängt« werden, sind solche, die der Persönlichkeit unerträglich erscheinen, verpönt, mit heftigen oder intensiven Affektzuständen verbunden. Sie sind mental bereits umfangreich bearbeitet und nehmen auf unerträgliche Weise Platz im Bewusstsein ein, sodass höhere Instanzen, und hier wird am häufigsten das Über-Ich bemüht, sekundär für den Verdrängungsprozess sorgen.

Die Vorstellung von unterbewussten Schichten ist hier genau entgegengesetzt. Die Elemente, die Erfahrungen und automatischen Abläufe sind mental nicht oder kaum bearbeitet, von wenig oder keinem personalen Bewusstsein getragen, eventuell a priori aus der Wahrnehmung ausgeblendet und dauerhaft unverbunden. Fehlt die personale Durchdringung, können Affekte nicht wahrgenommen werden. Das Auftreten der geschichteten Automatismen ist nicht nur ein Rückzug vom Bewusstseinsfeld, es ist auch ein Ausschalten der gegenwärtigen mitmenschlichen Erfahrung.

Man könnte sagen, das Verdrängen geschieht eher durch ein Zuviel an unerträglicher Konfrontation gegensätzlicher Erfahrungen aus unterschiedlichen Zeiten. Die Schichtung unterbewusster Automatismen dagegen sorgt für die Vereinzelung von Erfahrung.

Synthesefähigkeit und die Stufen mentalen Handelns

Der Mensch scheint im Begreifen in erster Linie motorisch organisiert zu sein. Auch unsere Wahrnehmung und ihre weitere Verarbeitung scheint in erster Linie handlungsorientiert, wie wir schon in den Beobachtungen über Automatismen feststellen konnten (S. 13–14).

> »Während wir auf der Ebene des bewussten Erlebens einen Gegenstand sehen, schwimmen wir gleichzeitig unbewusst in einem Ozean von möglichen Verhaltensweisen« (Metzinger 2011, S. 237).

Janet hat darauf hingewiesen, dass wir uns den Ablauf einer Handlung als eine feste Abfolge, eine Kaskade vorstellen können. Sie beginnt mit dem planenden Entwurf (Latenz), dann kommt die Aktivierung, schließlich die Ausführung. Dem folgt eine Phase der Auswertung und der Anpassung an die Umgebung (Adaptation), damit der Handlungszyklus letztlich komplettiert werden kann. Begleitet wird dies von Aktvierung der Wahrnehmung, Empfindungen der Anstrengung, gegen Ende des Zyklus von Freude oder, wie Janet es genannt hat, »Triumph« – einem Gefühl der Bemeisterung. Zahlreiche klinische Erscheinungen können wir verstehen als eine Einschränkung der Fähigkeit, in solche Kreisläufe einzutreten und sie bis zum Abschluss durchzuhalten.

Diese Abfolge ist vom Niveau der Handlung weitgehend unabhängig. Das Niveau einer Handlung ergibt sich aus dem Ausmaß, in dem einzelne Elemente von Handlungen durch mentale Effizienz zusammengefügt werden können. Janet hat so drei Niveaus unterschieden:

> »An der Spitze steht die Realitätsfunktion, deren höchster Punkt die Présentification (d. h. die Fähigkeit, die Realität maximal zu erfassen) ist; auf ihrer niedrigsten Stufe stehen die motorischen Entladungen« (Ellenberger 2005, S. 514).

Damit haben wir an der Basis des Verhaltens die explosionsartige Entladung und den unkonditionierten Reflex. Eine Stufe weiter gibt es die Möglichkeit des Abwartens, die Modifikation des Verhaltens durch Wahrnehmungsprozesse. Als Nächstes werden andere Menschen in die Handlung einbezogen, etwa durch Imitation (elementare soziopersonale Handlungstendenzen). Befehlen zu gehorchen gehört auch in diese Kategorie.

Auf der mittleren Ebene finden sich reflexhafte Überzeugungen, dabei auch alle Dinge, die sich darum drehen, zu glauben oder ein Versprechen geben zu können. Auch das unmittelbare Annehmen von Suggestionen oder die Vermeidung kritischer Distanz finden sich hier. Janet hat es plastisch so ausgedrückt: »Der Mensch glaubt, was er wünscht und fürchtet.« Genau diese Ebene nutzen hypnotherapeutische Methoden.

Hier sind gerade die Hypnosephänomene wie die Auflösung der Zeitstruktur oder die unmittelbare Übersetzung innerer Bilder in die Realität angesprochen. Die nächsthöhere Stufe der Bewältigung erlaubt mehr Flexibilität. Der Mensch erweitert sein Repertoire um die Möglichkeit, Ideen und Handlungen miteinander zu vergleichen, ein Schwarz-Weiß-Schema aufzulösen, Erfahrungen aus Zukunft und Vergangenheit miteinander in Beziehung zu setzen.

Die höchsten Funktionen umfassen den Blick auf längere Zeiträume. Mit diesen Funktionen ist es möglich, Geduld zu entwickeln, freiwillig Unangenehmes auszuhalten, nach Wertmaßstäben zu handeln. Verschiedene Haltungen können experimentell überprüft werden. Die Erfahrungen in der Vergangenheit und die Erwartungen, die auf die Zukunft bezogen sind, können miteinander in Beziehung gesetzt werden. Ein Verständnis für die eigene Individualität, die Unverwechselbarkeit der anderen und die Stellung in der Welt ist möglich.

Es ist hier nicht der Ort (s. a. S. 104–106), die feinen Abstufungen und das komplexe Gebäude Janets umfangreich wiederzugeben. Mehrere Forscher haben hier Übersichten geschaffen (vgl. etwa Ellenberger 2005, S. 529; van der Hart, Nijenhuis u. Steele 2008, S. 209). Für klinische Belange ist aber wichtig, dass diese Hierarchie der Handlungssysteme auch eine Schichtung von Bewusstheit mit einschließt. Die reflexhaften Handlungen niedrigen Niveaus sind in der Regel mit weniger personaler Bewusstheit ausgestattet und werden von den Handlungsweisen mit höherem mentalem Niveau überformt, natürlich keineswegs aufgelöst.

Automatismen und Dissoziation

Wie beschrieben, können Automatismen als die Manifestation niederer Formen von Handlungstendenzen angesehen werden. Durch bestimmte Reize wie z. B. Triggerreize aus traumatischer Erinnerung werden die automatisierten Muster, die eine Tendenz haben, unverändert fortzubestehen, sich also Entwicklungseinflüssen zu entziehen, freigelegt. Da die mentale Spannung (Tension) erniedrigt ist, nimmt die Synthesefähigkeit ab und damit die Fähigkeit, Automatismen in situationsangepasster (adaptiver) Form zu nutzen. In einem Zustand, der gekennzeichnet ist durch eine mehr oder weniger ausgeprägte Einschränkung der Wahrnehmung, kommt es zu einer »désagrégation psychologique«, womit nichts anderes als Dissoziation gemeint ist.

Jetzt können »aufeinanderfolgende Existenzen« (Ellenberger 2005, S. 490) sich in ihrer Aktivität manifestieren. Dissoziation ist so die unwillentliche, von geringer personaler Bewusstheit getragene Aktivität von reflexhaften, in sich geschlossenen Abläufen.

Wenn wir uns in einem Verständnis von Sub-Selbsten bewegen, so stellt sich die Frage, ob Automatismen als Ego-States oder als Teilpersönlichkeiten bezeichnet werden können. Dies erscheint jedoch höchst unzweckmäßig und würde nur verwirren. Im allgemeinen Verständnis gehören zur Persönlichkeit eine Vorstellung von Identität, ein Selbstbild und eine Art von Weltbild, wie begrenzt es auch immer sein mag. Daher kann eine reflexhaft motorische Aktion wie der Faustschlag in ein bedrohlich erscheinendes Gesicht kein Ego-State sein. Er kann Teil eines komplexeren Handlungsablaufes werden. Erst wenn solche Handlungsabläufe mit den Dimensionen Handlung – Affekt – Wahrnehmung/Perzeption – Kognition gemeinsam und verbunden erscheinen, dann kann man sinnvollerweise von einem Ego-State oder einer Teilpersönlichkeit sprechen. So scheint es mir passend, das erwähnte BASK- oder das SIBAM-Modell (Levine 2012, S. 178–197) auf die Teilearbeit anzuwenden.

Automatismus und freier Wille

Selbstverständlich ist es möglich, sich Automatismen zu überlassen. Der größte Teil des Lebens funktioniert nur so. Ob wir Auto fahren, dabei kuppeln und Gänge einlegen oder Klavier spielen – Automatismen sollen schnell, präzis funktionieren und den bewussten Aktivitäten Spielräume ermöglichen. Sie sind die Basis des Funktionierens. Im Kleinen beginnt freier Wille bereits da, wo wir einen Automatismus hemmen, einen Vorgang verzögern oder mehrere Abläufe nacheinander folgen lassen. Man kann sich vorstellen, dass der Mensch eine unüberschaubare Zahl von Handlungsabläufen mit allen möglichen Variationen gespeichert hat. Hinzu kommen die entsprechenden »inneren Filme« über das, was sich in der Umgebung abspielt. All das wird sensorisch und im eigenen Körpererleben erfasst, je nach mentaler Spannung mit einem kleineren oder größeren Ausschnitt. Wahrscheinlich machen wir uns kaum einen Begriff davon, wie lückenhaft unser Wahrnehmungspuzzle eigentlich ist, wie wir den Rest dessen, was wir eigentlich weder wahrnehmen noch eigentlich begreifen, geschickt ergänzen. So gesehen, ist Dissoziation tatsächlich ein Allerwelts- und Alltagsphänomen. Der Körper macht letztlich aus jeder Umwelterfahrung eine innere Körperkopie. Diese verschiedensten Kombinationen lösen im Gehirn Prozesse aus wie Gedanken, Urteile, Emotionen.

Die Pläne, die Konstruktionszeichnungen dieser verschiedenen automatisierten Abläufe, von denen wir nur den allerkleinsten Teil als bewusst erleben können, lassen sich eben in unterschiedlicher Weise aus der Tasche holen. Der freie Wille kann als ein Agent im Inneren gesehen werden, der Pläne auswählt und verknüpft, Auslassungen oder Wiederholungen vornimmt, je nachdem, welche sinnlich erfahrbaren Stimuli aufgefangen werden bzw. in den Fokus geraten. Dies funktioniert dann am besten, wenn der gegenwärtige Moment im Erleben den höchsten Stellenwert hat, der Mensch aber gleichzeitig in abgestufter Weise mit Erfahrungen aus der Vergangenheit und Zukunftsentwürfen in Verbindung steht. Janet hat hier ein interessantes Konzept entworfen, welche Art von innerer Zeithierarchie die beste Entfaltung des Individuums ermöglicht (van der Hart a. Steele 1997, p. 92).

Automatismen und fixe Ideen

»Fixe Idee« – dieser Ausdruck hat sich für uns im Gebrauch weit vom psychologischen Ursprung gelöst als Bezeichnung für einen Gedanken, von dem sich eine Person schlecht lösen kann. Es lohnt sich, wieder auf den ursprünglichen, sehr viel klareren Gedankengang bei Janet und Charcot zurückzukommen. Für sie entstammt die fixe Idee unterbewussten Schichten, Automatismen, die sich auf mehr oder weniger vollständig wahrgenommene Belastungsszenen beziehen (Ellenberger 2005, S. 502). Sie sorgen, da sie von weniger personalem Bewusstsein durchdrungen sind, dafür, dass die Idee unverändert bleibt und sich möglicherweise kreisend wiederholt. Man kann solche fixen Ideen also als dissoziierte mentale Handlungen ansehen (Janet 1919b, p. 13), die sich insbesondere bei hoher emotionaler Ladung Bahn brechen und in manifestes Verhalten umschlagen. Durch eine Verbindung mit anderen Gedanken und Erfahrungen können sekundäre fixe Ideen entstehen, die erst dann zum Vorschein kommen, wenn die primäre fixe Idee aufgelöst wurde.

Wir sehen, der Begriff der fixen Idee beinhaltet sowohl Zwangsgedanken als auch das, was wir negative Kognitionen nennen, zu gewissen Anteilen auch wahnhafte Gedanken. Die fixen Ideen sind an sinnliche Eindrücke wie Bilder oder andere Sinneswahrnehmungen gebunden. Wir haben inzwischen ausreichende klinische Belege von hypnotischen Kasuistiken bis zur Auswertung von EMDR-Prozessen dafür, dass es in der Regel nicht ausreicht, die zugrunde liegenden Erfahrungen aufzudecken. Beim Vorliegen fixer Ideen sind die Umgestaltung der sinnlichen Erfahrung und die Verbindung mit einem anderen gedanklichen Kontext erforderlich.

Verschiedene Auffassungen von Dissoziation

Der wichtigste Gegensatz wurde bereits erwähnt. Dissoziation kann als Alltagsphänomen verstanden werden, das z. B. beim Absinken der mentalen Spannung auftritt. Andererseits kann sie als Reaktionsform angesehen werden, die in einer Überwältigungssituation entsteht, in der spezifischer traumatischer Stress mit allen körperlichen Folgen ausgelöst wird bzw. wurde.

Der Dissoziationsbegriff kann nur breit angelegt sein, denn er umfasst Phänomene aus praktisch allen Wahrnehmungs- und Handlungsbereichen. Dass diese Phänomene in so unterschiedlicher Kombination auftreten, erklärt, wie verwirrend die klinischen Erscheinungen zugeordnet werden. Ob die Veränderung der Bewusstseinslage und die Desintegration des mentalen Systems wirklich die gleichen Wurzeln haben, ist umstritten (Seidler, Freyberger u. Maercker 2011, S. 34). Klinisch ist aber bemerkenswert, wie sich zwei Phänomene als grundlegend herausschälen. Die Loslösung von der gegenwärtigen Wirklichkeit (»Detachment«) bzw. das Unvermögen, sie zu erfassen und sich in ihr zu erleben, charakterisiert den veränderten Bewusstseinszustand (Holmes et al. 2005). Der zweite, kaum ins Deutsche übersetzbare Begriff – »Compartimentalization« (ebd.) – meint das Auseinanderfallen von Funktionseinheiten, die normalerweise der Kontrolle und Steuerung dienen. Die wesentlichen Erfahrungen, die Selbststeuerung ermöglichen sollten, sind nicht hinreichend miteinander verbunden. Dieses Auseinanderfallen kann ganz einfach verschiedene Wahrnehmungskanäle betreffen. Die fünf Sinne sind dann aufgesplittert, und entsprechend sind dann Erinnerungen nicht umfassend gespeichert, sondern fragmentiert. Dies ist häufig bei der akuten peritraumatischen Dissoziation der Fall. Wenn durch Erfahrungen oder länger dauernde traumatische Erschütterungslebenslagen das Selbst- und Weltbild eines Menschen überfordert wird, kann es eben zu Zersplitterungen der Identität kommen, die dann als dissoziative Identitätsstörung erlebt und fassbar werden.

Problematisch an diesen beiden Begriffen aber bleibt, dass sie ausschließlich Defizite ansprechen. Es ist naheliegend und auch empirisch z. T. bestätigt, dass Dissoziation ein physiologischer Versuch ist, mit einer Überflutung durch Außenreize wie auch mit der hormonellen Stressregulation zurechtzukommen. Daher ist es folgerichtig, Dissoziation als einen Versuch des Organismus anzuerkennen, eine verwirrende und bedrohliche innere und äußere Lage so weit zu entflechten und so weit auf einfache, aber haltbare oder starke Automatismen des Denkens und Handelns zurückzugreifen, dass eine gewisse Balance erreicht wird. Dem Grundbedürfnis nach Konsistenz wird die Kohärenz notfalls geopfert. So werden eben Bereiche von Erfahrung geschaffen, die ihrerseits wieder zueinanderpassen, sich nicht gröblichst widersprechen.

Derzeit gibt es zwei verschiedene Lager, die sich Debatten über eine sinnvolle Definition liefern.

Paul Dell betont einen beschreibenden Ansatz, ein Cluster von Symptomen (Dell a. O'Neil 2009), und geht dabei das Risiko ein, dass eine Art breiter Universaldeckel entsteht, der auf viele Töpfe passt. Nijenhuis und van der Hart sind die Protagonisten einer ätiologisch orientierten Definition. Sie folgen Janet, der den Begriff klinisch ausformuliert hat, und sehen die positiven Symptome (z. B. Fugue, motorische Automatismen usw.) wie die negativen Symptome (z. B. Amnesie, Anästhesie usw.) als die Auswirkung der strukturellen Dissoziation an (Nijenhuis a. van der Hart 2011, Kap. »Das Modell der strukturellen Dissoziation der Persönlichkeit«), wobei einzelne Subsysteme Handlungen vollbringen, die sehr unvollständig mit dem ganzen System in Einklang stehen.

Was Therapeuten wahrnehmen und wie sie es zuordnen

Seit etwas mehr als 20 Jahren ist Dissoziation als ein bedeutungsvolles Phänomen in Deutschland wiedererkannt (vgl. Reddemann 2011, S. 308). Aber immer noch hat es eine seltsame Aura. In gewisser Weise wiederholt sich hier Geschichte. Auch im 19. Jahrhundert wurden dissoziative Menschen bestaunt, aber mehr als Kuriosum – wie das Mädchen Estelle (Ellenberger 2005, S. 190–193). Die Einzelfallschilderungen, z. T. romanhaft ausgestaltend, führen aber einerseits dazu, dass dem Geschehen eine Komplexität unterstellt wird, der nur sehr versierte Therapeuten gewachsen sind. Dies schreckt viele Professionelle ab, sich im Alltag diesen Therapien zu stellen, selbst wenn sie zunächst neugierig scheinen. Die Überkomplexität führt außer zur Abschreckung von Therapeuten andererseits dazu, dass alltagsnahe Modelle, die dem Verstehen förderlich sind und das Erleben von Patienten abbilden, selten auftauchen. Teilemodelle müssen sich daran messen lassen, ob sie so umfassend und so klar sind, dass sie der Individualität der Betroffenen genügend Spielraum geben, gleichzeitig in der therapeutischen Beziehung ein gemeinsames Verständnis und Handlungsgerüst abgeben. Modelle, die pathogenetisch sehr zutreffend erscheinen wie das Modell der strukturellen Dissoziation, sind nicht zwingend erlebensnah. Modelle wie das der inneren Familie engen die individuelle Darstellung stärker ein.

Noch schwieriger scheint es für Therapeuten, inkomplette Störungsanteile und die Dissoziation in kleineren Teilbereichen persönlichen Erlebens zu registrieren; in solchen Fällen, wenn es also lediglich um die Ertaubung einer Extremität geht oder um einen isolierten Automatismus. Bisher werden diese Vorgänge am ehesten durch Modelle in einen Verständniszusammenhang gebracht, die sich auf Janet beziehen, wie das Modell der strukturellen Dissoziation. Teilemodelle, auch das Ego-State-Modell, haben hier noch eindeutige Schwächen. Eine größere Gruppe innerhalb der Psychosomatik versucht, Konversionssymptome als ganz von dissoziativen Phänomenen getrennt zu betrachten. Janet hat ein integratives Verständnis entwickelt, wonach z. B. einzelne sensorische Ausblendungen als inkomplette dissoziative Symptome eingeordnet werden.

Die Vorstellung von Dissoziation bei Therapeuten und Patienten

Im 19. Jahrhundert war der Umgang mit dissoziativen Erscheinungen geprägt einerseits von einer stilisierten Bewunderung, gepaart mit Voyeurismus der männlichen Forscher. Hierfür stehen die Dienstagsvorlesungen bei Charcot wie auch die zahlreichen Romane über geniale Menschen, die als Medium fungierten (Flournoy 1900). Dem gegenüber stand andererseits die krasse Ablehnung, die Absonderung der Individuen in Asyle, die soziale Marginalisierung. Solche Tendenzen finden sich auch aktuell. Die Fallschilderungen einzelner dissoziativer Menschen sind zum einen verständnisfördernde Dokumente (Huber 2011), zum anderen manchmal Selbstinszenierungen, die ein Ziel von Integration und Teilhabe an der Alltagswelt selbst unterminieren können.

Therapeuten können sich dissoziativen Erscheinungen nur aus ihrer Erfahrung der Alltagstrance nähern. Die spezifischen Brüche, die unter der Wirkung der Stressphysiologie der Vernichtungsdrohung auftreten, können sie nicht nacherleben. Für die Psychoedukation wie für die Arbeit mit der Übertragung wird das Respektieren dieser Grenze wesentlich sein.

In Beschreibungen von Betroffenen mit dissoziativer Struktur findet sich ein doppeltes Erleben. Einerseits die Desorientierung, die Verlorenheit, die Erschütterung angesichts dessen, wie stark Bedürfnisse nach Konsistenz und Kohärenz verletzt sind, wie die Brüche zwischen verschiedenen Anteilen immer vielfältiger werden. Hinzu kommt die Ohnmacht, diesen Prozess mit eigenen Mitteln nicht aufhalten zu können. Andererseits taucht ein Verständnis von Stärke auf, die diese Vielfalt als Reichtum begreift, als einen schöpferischen Anpassungsprozess in einer verrückten Welt.

Wie kann in der therapeutischen Beziehung darüber geredet werden?

Die hypnoanalytische Ego-State-Therapie sieht das psychische Kerngeschehen einer Störung als eine Einschränkung innerer Anteile, Erfahrungen auszutauschen oder miteinander zu teilen. Diese Vorstellung kann auch gut im Umgang mit sogenannten klassischen Neurosen genutzt werden. Hypnosephänomene, beginnend mit Schwierigkeiten, die Aufmerksamkeit zu lenken, kennt jeder.

Selbstübung: Alltagstrance und dissoziatives Kernerleben

Diese Übung dient dazu, sich in dissoziatives Erleben so weit als möglich hineinzuversetzen, und ist daher für Menschen gedacht, die sich als stabil erleben. Es geht bei dieser Übung nur um eine Annäherung im Erleben, keinesfalls um den Anspruch, sich in die eigentliche dissoziative Kernerfahrung hineinversetzen zu können. Hier handelt es sich um den Vergleich einer müdigkeitsinduzierten Trance mit einer akuten Schreckstarre.

- Stellen Sie sich ein Kino mit zwei Leinwänden vor, und setzen Sie sich so, dass Sie zu beiden den gleichen Abstand haben, die Steuerung für beide Projektoren in jeweils der rechten und linken Hand.
- Beginnen Sie mit der rechten Leinwand. Spielen Sie den Film einer Autofahrt bei Dämmerlicht ein, die Sie schon sehr müde angetreten haben.
- Stellen Sie sich vor, wie Sie eine unendliche Allee entlangfahren, die Schatten der Bäume monoton an Ihnen vorbeihuschen, das völlig gleichförmige Motorengeräusch.
- Stellen Sie sich vor, wie sich die Schatten der Bäume zu verformen beginnen und wie es unklar sein kann, ob der vierbeinige Schatten, der Sie erschreckt, wirklich zu einem Tier gehört.
- Registrieren Sie, was sich bei der gleichförmigen Weiterfahrt in Ihrem Körper verändert (z. B. Schweregefühl, Spannungsminderung in der Nackenmuskulatur ...).
- Achten Sie darauf, wie das Zeitgefühl sich zu verändern beginnt.
- Wenn jetzt unerwartet ein Ortsschild und Bogenlampen auftauchen, blenden Sie den Film ab.
- Während Sie nun den linken Projektor warmlaufen lassen, denken Sie an ein akutes Belastungsereignis, einen Moment, in dem Sie keinerlei Einfluss auf das Geschehen hatten und nicht wussten, ob es überhaupt weitergeht (Beinaheunfall, Ausrutschen am Rand einer Schlucht ...).
- Registrieren Sie, während Sie Ihr jüngeres Ich bei dem Handlungsablauf beobachten, was mit Ihren Gedanken geschieht, wie Ihr Körper und die Empfindungen sich verändern.
- Lassen Sie den Film weiterlaufen, bis Sie sich wieder in Sicherheit sehen. Registrieren Sie dabei, wie lange es dauert, bis Sie sich wieder mit allen Sinnen orientiert haben.

Ein Versinken, Absorbiertwerden in Problemtrance ist nahezu allen Menschen vertraut, die an schwierigen Hürden kämpfen. Die Konfrontation mit potenziell traumatisierenden Erfahrungen gehört üblicherweise zum Leben. Damit haben Menschen auch Zugang zumindest zu kurzfristigen Erfahrungen peritraumatischer Dissoziation. Aus diesen eigenen biografischen Beispielen kann ein gemeinsames, exklusives Verständnis von Dissoziation jenseits aller neurobiologischen und letztlich mechanistischen Vorstellungen erarbeitet werden. Für das gemeinsame Verständnis von dissoziativer Erfahrung kann es genügen, sich auf diese biografischen Elemente zu beziehen.

Bei dem engeren Kreis der klinischen dissoziativen Störungen wird dies so nicht möglich sein. Die spezifischen Folgen der traumatischen Stressphysiologie für die Organisation der Persönlichkeit erlauben es nicht, biografische Bezüge, Erinnerungen, Vergleiche unkompliziert zu nutzen. Daher ist der gemeinsame Zugang hier oft erklärend, lernend, strikt auf die Gegenwartserfahrung bezogen, wie es die Gruppe um Onno van der Hart beispielhaft in einem »Skills-Training-Manual« (van der Hart, Boon a. Steele 2011, pp. 4 ff.) ausgeführt hat. In der ersten Phase einer Therapie ist es wesentlich, diagnostische Klarheit darüber zu erreichen, mit welchem der beiden Bereiche wir arbeiten, einer Alltagsdissoziation oder einer dissoziativen Persönlichkeitsorganisation.

7 Beziehung und Übertragung in der Teilearbeit

Die Übertragung von Erfahrungen mit anderen Menschen auf neue Beziehungen ist ein ständiger Prozess, er findet im Alltag statt wie in Therapien. Menschen können gar nicht anders, als auf Schemata früherer Beziehungen aufbauen, sie vergleichen. Lernen geht nur so. In einer Therapie lässt sich dieser Prozess sehr viel besser als im Alltag beobachten und nutzen. Das Denken von Freud, der einseitige Übertragung als eine Form des »Widerstandes« der Patienten ansah, kann heute allgemein als überwunden angesehen werden. Noch immer wird allerdings Gegenübertragung häufig lediglich als Reaktion von Therapeuten auf Signale eines Patienten begriffen. Therapeuten reagieren nicht nur auf die speziellen Übertragungen des Patienten, sondern schlicht auf sämtliche Äußerungen und Eindrücke. Die »normalen«, also die »unneurotischen« Reaktionen der Therapeuten sind letztlich nur schwer von jenen Einstellungen und Intentionen zu unterscheiden, die ihrer eigenen Psychodynamik entspringen (Finke 1999, S. 70). Sehr viel realistischer ist die Vorstellung einer gemeinsamen Inszenierung eines Theaterstückes, bei dem die nicht bewussten Skripte des Therapeuten eine ebenso tragende Rolle spielen wie die des Patienten (Racker 1997, S. 147).

Im Ego-State-Modell wird eine neue Wahrnehmung und Handhabung der Übertragung möglich. Der Übertragungsprozess wird von einem der Partner gestartet, indem er auf einen Signalreiz hin einen State der inneren Bühne für das Gegenüber bemerkbar macht. Dieser State handelt aus seinem Ausschnitt von Wahrnehmungsorganisation, Selbst- und Weltverständnis. Auf diesen State reagiert, unmittelbar über die neuronalen Spiegelungsvorgänge, ein State des Therapeuten. Man kann sich dies am ehesten im Sinne eines Resonanzvorganges vorstellen. Es ist allerdings sehr ideal gedacht zu vermuten, dass der reagierende State tatsächlich über einen gleichen Erfahrungsbereich verfügt. Die klinische Praxis wie auch das Modell der Transaktionsanalyse lehren vielmehr, dass sich die Erfahrungsbereiche nur mehr oder minder ähneln.

Wenn die Wahrnehmungsvorgänge auf einer der beiden Seiten getrübt oder die Handlungen nicht adäquat sind, werden gar States zum Reagieren gebracht, die in keiner Weise zu dem vom Patienten präsentierten State passen. Selbst wenn die Kommunikationsmittel verbal, gestisch, mit und ohne Hilfsmittel passend wären: Es kommt zu einem Missverhältnis, das korrigiert werden kann, wenn der mentale Einsatz beide Seiten ausreichend effektiv ist.

Fritzsche und Hartmann (2011) haben vier Beziehungsebenen in der Ego-State-Therapie ausgemacht. Sie seien hier nur kurz wiederholt:

1) zwischen Therapeut und Patient
2) zwischen Therapeut und Ego-States des Patienten
3) zwischen Patient und seinen Ego-States
4) zwischen den Ego-States.

Die Aufstellung erscheint zwar übersichtlich, unterschlägt aber die eigentliche Beziehungsdynamik. Konsequent ist es, von vornherein anzunehmen, dass sich mindestens zwei korrespondierende States begegnen, die Ebenen, wo sich die Personen als Ganzes begegnen, aufzulösen zugunsten der beiden steuernden Instanzen, der beiden Teamleiter (Entscheider, Makler ...). Dies hat Schultz von Thun im Ansatz als zwei Mannschaftsaufstellungen konzipiert, die aufeinandertreffen (1998, S. 244 ff.; 2010, S. 61 ff.). Können wir also sagen, unsere innere Mannschaftsaufstellung reagiert gar nicht auf eine Person in ihrer Ganzheit? Es ist recht offensichtlich, wir reagieren auf bestimmte Aspekte beim anderen, auf die eher prominenten, einen State emotional besonders ansprechenden Teilaspekte im anderen. Die ganze Persönlichkeit, auf die wir zu reagieren meinen, sie ist unsere momentane Konstruktion, sie entsteht so gerade in der Begegnung. Es ist vielleicht doch am ähnlichsten wie in Mannschaftsspielen: Die Trainer (»innere Beobachter«) betrachten das Spiel und schicken je nach Bedarf verschiedene Spieler aufs Feld bzw. sie wechseln aus. Dieser Systemblick wirkt zunächst schwerer überschaubar und komplex, insbesondere wenn man bedenkt, dass beide Partner eine Reihe von Hintergrund- und Untergrundfiguren haben, dass also verdeckte Ebenen eher regelmäßig im Spiel sind. Aber es wird dadurch leichter, dass die Mannschaftsaufstellungen, die die Trainer wählen, nur begrenzt variieren. Für bestimmte Aufgaben werden ähnliche Mannschaftsaufstellungen gewählt werden. Kennenlernen in der Ego-State-Therapie heißt dann v. a. beobachten, welche eigenen inneren Mitspieler sich welche Gegenspieler (korrespondierende States) heraussuchen und wie sie sich mit ihnen austauschen. Von da aus kann es zu einem umfassenderen Blick kommen. Das Handeln der eigenen und »gegnerischen« Kernmannschaft kann beschrieben, in begrenztem Maße können auch bereits die anstehenden Spielzüge vorausgeahnt werden.

Übertragungsgeschehen: Wenn Menschen dissoziativ reagieren

Ist es möglich, Überlegungen, die zum Übertragungsgeschehen bei dissoziativen Phänomenen passen, allgemein einer hypnodynamischen Teilearbeit zugrunde zu legen? Es gibt drei wesentliche Gründe, dies zu tun.

Zum Ersten haben auch Patienten mit sogenannten reifen Störungen elementar funktionierende Anteile. Im Rahmen jeder Ego-State-Therapie kann man, je nachdem, welche Schichten mentalen Erlebens mit einbezogen werden, immer mit diesen ganz reflexhaften, averbalen, wenig personalisierten States in Berührung kommen. Eine konsequente Teilearbeit kann kein einheitliches Strukturniveau, wie es Rudolf (2006) konzipiert, kennen. Jeder State hat sein eigenes mentales Handlungsniveau. Das Strukturniveau ist bestenfalls das Ausmaß, in dem das innere System für die Aufgaben der Realitätsbewältigung ausgerüstet ist. Es erscheint daher günstig, wenn die Wahrnehmung der Übertragungssignale primär auf reflexhafte, wenig personalisierte States, also *bottom-up*, ausgerichtet ist.

Der zweite Grund ist der der Gleichzeitigkeit. Gerade in der Ego-State-Therapie wird davon ausgegangen, dass States mit gegensätzlichen Handlungskompetenzen (»mentaler Effizienz«) und gegensätzlichen Affekten (Putnam 2003, S. 225) in die Kommunikation mit der Therapeutin gehen. Die Vorstellung von zumindest teilautonomen Innenpersönlichkeiten wie bei der dissoziativen Identitätsstörung wird so in der Teilearbeit zum Arbeitsmodell aller schweren Erschütterungen der Persönlichkeit. Dabei wird allerdings ignoriert, dass die spezifische strukturelle Dissoziation der Persönlichkeit wahrscheinlich nur bei existenzieller Gefahr und bei Verlust der minimalen Kontrolle auftritt.

Zum Dritten ist es eine Grundtendenz aller Teilemodelle, das geschlossene Selbst und damit die »Ganzobjektbeziehungen« infrage zu stellen. Aus einem Ego-State-Verständnis heraus ist es plausibler, keine Übertragungen zu vermuten, die der Therapeutin als Ganzes entgegengebracht werden.

Bei den folgenden Überlegungen gehe ich davon aus, dass der Handlungsablauf bei der Patientin beginnt. Das kann natürlich auch umgekehrt sein. Nach Kurzem greifen die Stimuli ohnehin im Sinne eines Tanzes ineinander. In den folgenden Beispielen werden die Gegenübertragungsreaktionen der Übersichtlichkeit halber nicht in Form des Teileverständnisses ausgedrückt.

Konstellation 1: »Zwei im Ring«

Ein Anteil kann auf der inneren Bühne der Patientin ganz nach vorne treten. Dieser Teil scheint sich kaum auf eine gemeinsame Wirklichkeit zu beziehen und sucht sich einen State des Therapeuten (»Teilobjektbeziehung«), der eventuell auch holzschnittartig verzerrt wahrgenommen wird. Es handelt sich natürlich nicht um einen bewussten Suchvorgang, sondern um die Umsetzung eines automatischen Mustererkennungsprozesses. Dieser Anteil erprobt nun den Therapeuten-State versuchsweise auf dem ihm zugänglichen Handlungsniveau.

In diesem Falle ist die Wahrnehmung bei der Therapeutin als Gegenübertragungsgefühl Verunsicherung, die Vorstellung, aus dem eigenen, vertrauten Bereich herausgerissen zu werden, die Angst vor unkontrollierter Reaktion, insbesondere dann, wenn unklar ist, welcher eigene State aktiviert wurde. Daneben kann ein ausgesprochen (paranoides) Misstrauen auftauchen mit der Vermutung, dass ja hinter dem State, der die Kommunikation beginnt, weitere verdeckte Figuren aktiv sind, die sich nicht zu erkennen geben scheinen. Es kann sich auf Therapeutenseite labyrinthisch anfühlen oder wie die Vorstellung, auf einer Bühne zu handeln, die durch viele Vorhänge oder Mauern unklarer Festigkeit unterteilt ist. Ein abruptes Bedürfnis nach Distanz kann auftreten. Ein State der Therapeutin, der mit Kontrolle, mit starrem Formalismus oder Flucht operiert, wird leicht zu aktivieren sein.

Fallbeispiel: Roland Ringer

Der 39-jährige Physiotherapeut begann die Therapie, nachdem er sich nach jeder unangenehmen Alltagbegegnung so lange hatte erbrechen müssen, bis er aus der Speiseröhre blutete. Alle beruhigenden Medikamente erbrach er ebenfalls.

Er kam zu allen Sitzungen unterwürfig, als wolle er einen hochgestellten Kunden bedienen. Sobald es aber darum ging, Platz zu nehmen, gebärdete er sich wie ein Cowboy, stemmte die Hände in die Hüften, sah mich erst herausfordernd an und setzte dann zu wütenden Tiraden an: »Was haben Sie heute gegen mich vor, so wie Sie mich anschauen? Sie wollen mich fertigmachen! Soll das Therapie sein? Meine Faust sitzt heute locker. Ich mache Sie alle.« Auch in einer stationären Therapie waren nach wenigen Tagen heftige Auseinandersetzungen mit Mitpatienten und den Bezugstherapeuten aufgetreten.

In seinem Alltag fühlte sich Herr Ringer sehr rasch unter zerstörerischem Druck, wenn Kunden zu viel redeten oder die Vorgesetzten ihm Vorschriften machten. Sein Kämpferanteil ließ sich auf keinerlei Diskussion ein, verlangte Kontrolle, wollte sich auch nicht näher kennenlernen lassen. Erst als ihm diese Kontrolle im Therapieraum zugestanden wurde, konnte er drängende Erfahrungen aus dem Alltag hervorholen, bei denen er sich hilflos ausgeliefert oder auf der Flucht sah. Dahinter fanden sich States, die sich nur manchmal durch Malen ausdrücken konnten. Die Bedürfnisbefriedigung dieser kindlichen Anteile im Alltag – wie auch in der Therapie in begrenzter Weise – löste nach vielen Monaten die Symptome auf.

Herr Ringer entstammte einer Familie, in der der Vater regelmäßig Gewalt gegen den Jungen bis zum zweiten Lebensjahr und auch gegen die Mutter ausgeübt hatte, sich dann getrennt hatte und den Sohn verleugnete. Die Mutter band daraufhin den Sohn eng an sich mit verwöhnenden und sehr bedürftigen eigenen Anteilen.

Konstellation 2: »Kreistanz«
Eine Kleingruppe von States, die möglicherweise in der Patientin rivalisieren oder sich in Kreisprozessen bewegen, präsentiert sich der Therapeutin. Dies ist vermutlich der häufigste Fall. Je ausgeprägter die Symptomatik, desto größer werden in diesem Team die Widersprüche sein und damit die Angst der Patientin, in diese Widersprüche hineingetrieben zu werden. Übertragen wird dann v. a. ein emotionaler Anteil, der für Kontrolle des Geschehens steht. Dieser Anteil arbeitet sich allerdings an zwei Fronten ab, nach innen und nach außen. Die Spannung und das innere Erregungsniveau werden hoch sein, während nach außen wenig sichtbar wird. Auf kleinere Reize oder Angebote der Therapeutin kann diese Kleingruppe sich umstellen und plötzlich ganz andere Eindrücke vermitteln. In der Gegenübertragung dominieren Unsicherheit, Reaktionen von Zwang, der Wunsch, Übersicht und Ordnung herzustellen, eine Art von Hierarchie und Zuständigkeit zu erzeugen. Die Sorge vor Unterlegenheit und das Gefühl, in eine Ecke getrieben zu werden, können hinzukommen. Dabei besteht der Wunsch, so rasch wie möglich auf das eigene (meist zu hohe) mentale Handlungsniveau zu kommen, auf dem sich die Therapeutin am wohlsten fühlt.

Fallbeispiel: Magnus Mattig

Herr Mattig, ein 36-jähriger Lehrer, ist der Sohn eines alkoholkranken, prahlerischen und fordernden Lehrers. Seine klagsame, wankelmütige Mutter hatte ihn abwechselnd bewundert, verwöhnt und dann wieder schwer getadelt. In seiner Kindheit erschienen die Eltern durch Ehekrieg und Hausrenovierung weitgehend absorbiert. Er war zeitweise überengagiert und perfektionistisch, überarbeitete sich, um dann wieder lange morgens nicht mehr aus dem Bett zu kommen, und war tagelang in den einfachsten Alltagstätigkeiten blockiert. Er konnte keine nahen Beziehungen aushalten, insbesondere Partnerinnen wurden zuerst bewundert und dann rasch kränkend entwertet.

Auf der inneren Bühne entstand eine Art endloser Tanz. Ein »Bestimmer« (Kontrolle) wachte über alle Schwachstellen. Sobald Situationen mit Unterlegenheitsgefühlen auftraten, aktivierte er einen »Zerstörer« oder einen finster-dämonischen

»Punkrocker«, der abschreckend für Distanz sorgte. Allerdings versagten diese States, insbesondere bei regressiven Angeboten (durch mütterliche, kompetente Frauen oder therapeutische Situationen). Dann schlug ein »Ängstlicher« Alarm und provozierte alle möglichen Körpersymptome, die in Lethargie endeten, in der ein »Verzweifelter« den Bindungsverlust beklagte und den Rückzug in die Isolation bewerkstelligte. Erst wenn Herrn Mattig einfache Aktionen wieder gelungen waren, hatte der »Bestimmer« erneut Oberwasser. Mehr noch als zuvor achtete er darauf, dass keine Schwachstellen in den Beziehungen sichtbar wurden, während der positiv bedürftige »Verzweifelte« im Untergrund aktiv blieb.

Konstellation 3: »Patt mit Cliquen«

Hier bilden sich Untergruppen. Es passiert hier das Gleiche, das wir bereits aus der Schulzeit kennen. Mehrere States tun sich zu einer Clique zusammen, deren einzelne Mitglieder nicht mehr in ihren Eigenheiten auseinanderzuhalten sind. Schultz von Thun hat dies sehr treffend als »Klumpatsch-Bildung« (1998) bezeichnet. Dies kann natürlich bei Therapeuten ebenfalls auftreten. Subgruppen können sich auch so ineinander verhaken oder verfeinden (»Polarisierung«, R. C. Schwartz 1997, S. 215 f.), dass weder die Stärken noch die Probleme einzelner States gesehen werden können. Besonders stabil wird eine solche Konstellation, wenn sich zwei Paare gegenseitig in Schach halten. Treffen Therapeuten auf eine solche Mannschaftsaufstellung, können sie insbesondere mit Angst, übertriebenem Macht- und Imponiergehabe und Entwertungsbedürfnissen reagieren.

Fallbeispiel: Wanda Wendig

Frau Wendig, eine 43 Jahre alte, künstlerisch begabte Beamtin mit einer entzündlichen Darmerkrankung, kam verärgert nach dem Aufenthalt in einer analytisch geführten psychosomatischen Klinik. Ihr sei gesagt worden, solange sie sich nicht öffne, könne nicht mit dem gearbeitet werden, was sie »so beschissen« finde. Sie fühlte sich inkompetent, weil sie den Stress nicht abgebaut habe, der nach Auskunft der Therapeuten die Entzündungen provoziere. Tatsächlich hatte sie äußerste Mühe, sich gerade in Auseinandersetzungen mit Autoritätspersonen zu behaupten, verhielt sich selbst im Kontakt mit Nachbarn defensiv. Im Arbeitsteam hatte sie die Position einer »grauen Arbeitsmaus«, war dabei innerlich über jede ungerechte Behandlung aufgebracht. Lebensgeschichtlich fanden sich zahlreiche Belastungen. In der Vorschulzeit war sie sexuellen Übergriffen durch den fürsorglichen Großvater ausgesetzt gewesen. Der als tyrannisch beschriebene alkoholkranke Vater hatte sie ab der Pubertät regelmäßig bedroht und entwertet und sie mehrfach mit schwerer Gewalt traktiert. Sie flüchtete mithilfe ihres ersten Freundes aus der Familie, wurde von ihm nach der Geburt des zweiten Kindes verlassen, was sie in eine langwierige Selbstwertkrise stürzte. Der Vater versuchte eine Wiederannäherung, die sie unterband. Schließlich suizidierte sich der Vater ohne Klärung oder Abschied.

In ihrem inneren Beratungsraum fanden sich zwei Paare. Eine »Rebellin«, die gegen jegliche Zumutung aufbegehrte, hatte sich mit einem State liiert, den sie die »Resolute« nannte. Beide verleugneten eigene Bedürfnisse, die Resolute konnte sich aber viel gezielter verhalten, fungierte dabei als innere Antreiberin. Die Antipoden waren ein mütterlicher, fürsorglicher, auf Bindung ausgerichteter Anteil, der sich ebenso empathisch verhielt wie die »Schüchterne«, eine Stimme im Pubertätsalter, die nur Schutz vor allem Lauten und Aggressiven suchte. Sie versuchten, gemeinsam mit einigen Ressourcenträgern zunächst Alltagskonflikte zu lösen. Nach einigen Erfolgen beschloss die Gemeinschaft, dass sie die Übergriffe des Großvaters überwunden hätten. Als die Misshandlungen des Vaters aktualisiert wurden, entschied das innere Team, diese Erfahrung zu prozessieren, was mit verschiedenen EMDR-Protokollen letztlich erfolgreich geschah.

Konstellation 4: »Täterecho«

Wenn durch eine schwer erschütternde Belastungserfahrung im Organismus die Erregungsphysiologie des Überlebens provoziert wird (Kampf/Flucht/Starre/Unterwerfung), ist der Weg offen für eine Verankerung von Botschaften, die in keiner Weise mental bearbeitet werden. Dies ist der Vorgang, auf den ich den Begriff der

Introjektion gerne beschränkt sähe. Diese Botschaften sind und bleiben Täterbotschaften, Fremdkörper im Binnenraum der Patienten. Ego-States werden reaktiv gebildet mit dem Ziel, diese Botschaften, die implantiert wurden, irgendwie mit dem Gesamterleben vereinbar zu machen, damit sich das Erleben von Kohärenz der Person nicht auflösen muss. Sie bleiben Intrusionen, und es würde zur Konfusion therapeutischer Strategien führen, wenn sie als Ego-States angesehen würden. Es erscheint gerade nützlich, hier eine scharfe Grenze zu ziehen. Nach einem solchen Verständnis sind Introjekte intrusive Erscheinungen, die sich wie eigene personale Subsysteme anfühlen, aber letztlich innere Wiederholungen von Täterbotschaften darstellen. Es kann aber sein, dass die Reaktionen auf diese Botschaften auf einer wenig personalisierten Ebene bleiben, insbesondere dann, wenn eine dauerhafte existenzbedrohende Umgebung ein Mentalisieren unmöglich macht oder wenn Einschränkungen der Gehirnfunktionen (geistige Behinderung oder hirnorganisches Psychosyndrom) vorliegen. Dann werden reaktiv auch nur automatisierte Abläufe gebildet, die irgendwie mit den Abläufen des intrusiven Erlebens zu tun haben, nicht aber vorschnell als symbolisierte Handlungen verstanden werden sollten.

Das Gegenübertragungserleben hierzu kann sich anfühlen wie die Reaktion auf einen plötzlichen Überfall. Die Therapeutin spürt einen heftigen motorischen Impuls, sich zu schützen oder mit einer Geste einen Angriff zu bannen. Sie spürt, dass bei ihr »schon ein Zug durchgerauscht ist«, im günstigsten Falle ist sie dabei äußerlich einfach kurz wie erstarrt geblieben in einer Art sympathikotonem Freeze.

Fallbeispiel: Dora Deckenlos

Frau Deckenlos, Apothekenhelferin, hatte zahllose Kurzaufenthalte in psychiatrischen Akutstationen hinter sich, immer wegen Suizidversuchen. Sie trank und kiffte, um Spannung zu lindern, die bei kleinsten Misserfolgserlebnissen anstieg. Insbesondere vor Suizidversuchen erlebte sie die monoton emotionslose Stimme des Täters, die ihr jeden Wert und jede Fähigkeit zu Alltagshandlungen absprach. Drei Reaktionsmöglichkeiten traten auf. Entweder sie trank und nahm dann eine Überdosis

Tabletten, oder sie tauchte in einen dissoziativen Dämmerzustand ab; manchmal halfen auch Gebete an den lieben Gott, der sie zu sich nehmen sollte.

In der Initialphase der Therapie tauchten plötzliche Veränderungen auf. Aus einer jammernden Kinderstimme entwickelte sich plötzlich ein schneidender Bass, der sie und den Therapeuten verhöhnte. Sie konnte mithilfe ressourcenreicher Anteile dem Täterecho die Stirn bieten. Die Aktualisierung der Missbrauchssituation half ihr, den Täter und sein Schweigegebot zu entlarven.

Konstellation 5: »Ein Körpersignal«

Kein State äußert sich, sondern ein Handlungsablauf, ein motorischer Automatismus, ein Minus-Symptom (z. B. »Taubheit einer Körperregion«) oder ein Plus-Symptom (z. B. »krampfartige Bauchschmerzen«). Diese Äußerungen sind üblicherweise mit sehr geringer personaler Bewusstheit verbunden. Entsprechend führen sie zu Verwirrtheit. Häufig wird der Gedanke geäußert, verrückt zu sein oder eine unklare Körperkrankheit zu haben. Das Übertragungsangebot ist hier oft ein chaotisches Gefühl von Desorientiertheit, verbunden mit einem Wunsch nach Außensteuerung. Gleichzeitig wird jede Einflussnahme gefürchtet, die unüberschaubar wäre oder das Geschehen komplizierter machen könnte. In der Gegenübertragung äußert sich eine diffuse Suche, es ist, als ob man mit der Taschenlampe in einen Nebel hineinleuchtete. Die Therapeutin versucht, sich selbst gegen ein Gefühl des Abrutschens zu stemmen. Ansätze zu Einfühlung und expliziter Beschreibung bleiben bruchstückhaft. Im günstigsten Fall bleibt eine Beobachterposition erhalten, ansonsten können abrupte Kontaktunterbrechung oder resignative Entwertung auftreten.

Fallbeispiel: Beate Blumig

Frau Blumig, eine 46-jährige Werbetexterin, stellte sich mit verwirrenden Körpersignalen und Panikattacken vor. Alle Alltagssituationen, in denen sie ein Gefühl von Unterlegenheit bekam, manchmal auch einfache Überlastungszustände lösten sie aus. Sie bekam Taubheits- und Lähmungsgefühle vorwiegend in ihrem rechten Arm, aber auch Gliederschmerzen im ganzen

Körper, manchmal in Verbindung mit ziehenden Unterbauchschmerzen. Sie erinnerte sich an die vom Vater ausgeübte sexuelle Gewalt gegen die Achtjährige. Um den Zusammenhalt der vielköpfigen Familie nicht zu gefährden, hatte sie das Geheimnis allen Geschwistern und der Mutter gegenüber bewahrt. Der Versuch einer Therapie in der Adoleszenz endete in Übergriffen durch den Therapeuten. Sie konnte zunächst keine Verbindung zwischen den Körpersymptomen und den »jüngeren Ichs«, welche die Belastung trugen, erkennen. In der Konfrontation mit den bedeutsamen Belastungsszenen kam es zu weitgehenden Wahrnehmungs-, Denk- und Kommunikationsblockaden. Die Aktualisierung der Erfahrung gelang wegen der massiv zunehmenden Körpersymptome nur mit einer ganzen Reihe von Hilfestellungen, wie der Realisierung der sicheren Umgebung beim Therapeuten in der Gegenwart. Verletzliche States mussten bedürfnisgerecht imaginativ an sichere Orte gebracht werden. Die Beschwerden klangen ab, sobald der Körperausdruck der traumatisierten States wahrgenommen und geschildert wurde und mit den aktuellen Symptomen verbunden werden konnte.

Damit man mit diesen Konstellationen, die hier in ihrer Komplexität nur angedeutet werden, arbeiten kann, ist eine vereinfachende Annahme nötig. Auch wenn Therapeuten realisieren, dass das Selbst eine jeweils aktuelle Konstruktion ist, ist es erforderlich, das Übertragungsgeschehen so gut als möglich aus der Position des erwachsenen Alltagsbewusstseins, der anscheinend normalen Alltagspersönlichkeit (ANP), der erwachsenen Person von heute (Reddemann 2004, S. 25) anzugehen und fallweise den inneren Beobachter (Hilgard 1984) zu aktivieren.

Verschiedene Arten, die Gegenübertragung zu nutzen

Die Wahrnehmung der Gegenübertragung lässt sich zuallererst diagnostisch nutzen. Womit habe ich es zu tun? Mit einem automatisierten Ablauf, mit einer Intrusion oder mit mehr personalisierten Anteilen oder einem Gruppenphänomen? Hier erscheint es mir hilfreich, die fünf beschriebenen Konstellationen gegenwärtig zu haben.

Es gehört zu den Standards der Ego-State-Therapie, sich zuerst mit ressourcenstarken States zu befassen und sie zu stärken, ihnen eine möglichst prominente Stellung im gesamten System zu ermöglichen (Frederick a. McNeal 1999). In der Therapeutin ausgelöste Gefühle von Freude, Neugier und Überraschung helfen, sie zu identifizieren. Bei Menschen mit schwereren Erschütterungen oder Persönlichkeitsproblematiken kommt es hier aber schon zu Verhakungen. Ego-States, die im Falle einer Traumatisierung oft auch als »täterimitierende oder täterloyale Ego-States« (Huber 2011) bezeichnet werden, erlauben die Ressourcenaktivierung nicht. Die Wahrnehmung der Gegenübertragung erleichtert Entscheidungen, die auszuwählen helfen, einem Problem-State gegenüber in einer konkordanten oder komplementären Reaktion zu handeln, ein Gefühl dafür zu bekommen, wann es sinnvoll ist, einen Problem-State zu konfrontieren oder ihn zu nähren und zu stärken. J. Peichl (2012, S. 245 ff.) spricht hier von zwei gegensätzlichen Reaktionsstilen – von einem Pol in der Therapeutin, der sich identifiziert, von einem anderen, der sich distanziert.

Klinisch besonders wesentlich ist es, Programmierungen durch Täter von reaktiven Ego-States zu unterscheiden. Beide äußern sich vehement. Bei den Täterprogrammierungen versagt häufig der Versuch empathischen Einfühlens, die Mentalisierung der Therapeutin ist gegebenenfalls abrupt gestört, ein inneres Stoppsignal erscheint. Alle Techniken, die Programmierungen mithilfe der erwachsenen Alltagsperson aus dem inneren Erfahrungsraum hinausbefördern, helfen letztlich dabei, dass anschließend die auf Programmierungen bezogenen (reaktiven) Ego-States ihre positive Wirkung entfalten können.

Im Blick auf einzelne States erscheint eine Entscheidung wichtig, die letztlich der Therapeutin nicht abgenommen werden kann. Wie sehr nutzt sie ihre eigene Struktur, wie direktiv verhält sie sich? Dies ist eine Frage, die in jeder Therapie, die hypnotherapeutische Interventionen anwendet, im gesamten Verlauf nicht an Bedeutung verliert. Gerade wenn ein intensives Bedürfnis auftaucht, den therapeutischen Prozess zu kontrollieren, kann es sein, dass die Therapeutin an einen State geraten ist, der dies besonders fürchtet und wie ein Hase Haken schlägt, um sie abzuschütteln.

Die zweite Frage ist: Wie stabil fühlt sich ein State an? Ist es möglich, mehr zu explorieren und eine Verbindung zu anderen States herzustellen? Mit anderen Worten: Gelingt der Therapeutin die Perspektive Gruppentherapie, kann sie selbst bei sich und bei der Patientin mehrere States schon Blick behalten? Wenn sie es selbst nicht kann, wird es unrealistisch sein zu erwarten, die Patientin müsste es können. Dann wird es besser sein, zurückzugehen in eine gemeinsame Position der Teamleiter oder in eine beschreibende Beobachterposition.

Eigene Automatismen kennen und überblicken

Wie Therapeuten mit ihrer mehr oder minder gewohnten Mannschaftsaufstellung reagieren, haben wir bereits skizziert. Daneben haben Therapeuten alle möglichen kleinen motorischen oder auch verbalen und kognitiven Automatismen, die insbesondere im Kontakt mit schwer desintegrierten oder auch mental behinderten Menschen eine Rolle spielen. Man stelle sich nur vor, eine Therapeutin greift sich regelmäßig selbst ins Haar, um ihre Spannung zu regulieren. Während Menschen auf höheren Stufen mentalen Handelns dies zwanglos als Nervositätszeichen interpretieren, kann das Signal bei reflexhaft organisierten Menschen als entweder aggressiv oder autoaggressiv gedeutet werden.

Die Vorstellung, Therapeuten könnten ihre nonverbalen Aktionen umfänglich kontrollieren, hat sich als realitätsfern erwiesen. Gerade daher scheint es nützlich, dass man sich durch Videodokumentation immer wieder der eigenen reflexhaften Muster gewahr wird, um sie dann möglichst produktiv in die Kommunikation einbauen zu können. Vor allem in der Supervision können solche Videos helfen, insbesondere schamhaft besetzte Automatismen, die oft an der eigenen Bewusstseinsgrenze ablaufen, zu überwinden und so in Therapien souveräner zu werden.

Die Beziehung zu Automatismus und reflexhaftem Verhalten

Üblicherweise besteht zu reflexhaftem oder gar impulsivem, also unmittelbar affektgesteuertem Verhalten eine stark wertende Beziehung. In modernen Gesellschaften ist es weitgehend verpönt

Therapieübung: Kontrollräume

Aus der Verhaltenstherapie gibt es eine Reihe von inneren Bildern zur Beendigung eines mentalen oder motorischen Handlungsablaufes wie das Imaginieren eines Stoppsignals oder die Vorstellung vom Gehirn als einem stellwerkartigen Kontrollraum. Auch die »Reglerübung« (Reddemann 2004) zur Wahrnehmung und Steuerung des Gesamttonus geht in ähnliche Richtung.

Ich schlage vor, Übungen zur Veränderung von Automatismen möglichst maßgeschneidert anzubieten nach folgendem Schema:

- Identifizieren eines oder mehrerer Trigger für den belastenden Automatismus
- Analyse des motorischen Vorgangs und des Gedankenablaufes und des belastenden Körpergefühls
- wertfreie Visualisation des Vorganges auf der inneren Leinwand (dem »Screen«), soweit möglich
- Auffinden eines akzeptablen alternativen Handlungsablaufes
- den alternativen Handlungsablauf mit einem angenehmen Körpererleben verbinden
- einen sinnlichen Reiz (er könnte durch einen Gegenstand vermittelt sein) in den Ablauf einbauen
- den alternativen Handlungsablauf erproben
- sich angenehmen Ablauf auf dem Screen vorstellen, eventuell so, dass er langsam den belastenden Ablauf überdeckt.

Beispiel: Eine Akademikerin mit der Diagnose einer posttraumatischen Störung bei vorbestehender Psychose greift immer wieder, wenn sie ungeplant alleine ist, zu einem Messer, welches sie krampfhaft in der Hand hält. Sie hat nur noch zwei Gedanken, »Es ist alles aus« und »Das ist verboten«.

Sie macht gerne Musik. Zur Spannungsregulation hat Sie eine Mundharmonika eingesetzt. Sie steckt sich als festen Begleiter eine Mundharmonika in die Tasche.

Real und auf dem Screen erprobt sie das Lied »Jetzt fahrn wir übern See …«. Nach der Verankerung der Handlung kann sie sich auf die Liedstelle konzentrieren: »… da sangen alle Vöglein, der helle Tag brach an.« In der Imagination fährt sie über einen dunklen See auf ihren Garten zu. Sie kann nun, anstatt in der Küche mit dem Messer sitzen zu bleiben, in den Garten gehen.

Beachtenswert ist hier die Nutzung eines Gegenstandes gleich einem Übergangsobjekt.

oder auf wenige gesellschaftliche Anlässe mit Ventilfunktion in der Akzeptanz begrenzt. Psychodynamische Konzepte betonen durchgehend den Wert des mentalen Durcharbeitens. In der Hypnose wird jene Ebene dagegen besonders geschätzt bzw. benutzt, manchmal auch als ein Teil der unbewussten Weisheit etwas überstilisiert.

Die eigene Erfahrung von Verlust der Kontrolle nach außen und beeinträchtigter Innensteuerung führt gerade in Therapien zu verstärkter Angst vor intrusiven Handlungen der ohnehin übermächtigen Therapeutin. Hier sei nur nebenbei erwähnt, dass so die Spirale der projektiven Identifizierung in Gang gesetzt werden kann.

Der Kampf um Kontrolle gegenüber Automatismen, egal ob bei Zwangshandlungen, Handeln in dissoziativer Fugue oder bei Affektdurchbrüchen, ist meist vergeblich und verstärkt die Polarisierung im System. Meist haben sich ja bereits im Sinne »sekundärer fixer Ideen« feste entwertende Schemata oder ein massives Schulderleben bzw. Rationalisierungen herausgebildet. Daher hat sich ein nicht wertender explorativer Zugang am besten bewährt. Am Anfang dieser nicht wertenden explorativen Haltung stehen alle Übungen, bei denen Innen- wie Außenfokussierung gezielt trainiert werden und der willentliche Wechsel zwischen diesen Beobachtungsebenen gestärkt wird. Im weiteren Verlauf können dann z. B. Imaginationen hinzukommen, die die Kontrollüberzeugungen wie die Vorstellungen von Meisterung stärken.

8 Analyse und Intervention aus hypnoanalytischem Verständnis

Mentalisierung und Handlungstendenzen einschätzen

Fonagys Mentalisierungskonzept und die Einteilung mentaler Handlungstendenzen von Janet unterscheiden sich in ihrer praktischen Ausrichtung weniger als hinsichtlich ihrer theoretischen Herleitung. Hier soll nur von den Gemeinsamkeiten mit Blick auf die klinische Praxis die Rede sein.

Jede klinische Diagnostik versucht, sich zunächst ein Bild davon zu machen, wie ein Mensch zur Aufrechterhaltung seines Gleichgewichtes von inneren und äußeren Beziehungen Gebrauch machen kann, wie er also Selbst- und Fremdregulation für seine Bedürfnisbefriedigung einsetzt und wie beide Regulationsmöglichkeiten ineinandergreifen. Neben der *Regulationsebene* können wir als zweite Ebene die *Ebene des tätigen Handelns* sehen, auf der der Mensch die notwendigen Anforderungen der Umgebung und seine inneren Bedingungen meistert. Darüber steht die dritte Ebene, die *des Selbst- und Weltverständnisses*: wie ein Individuum sein Dasein und den Weltausschnitt, mit dem sich zu beschäftigen es in der Lage ist, begreift. Sie ist eng verbunden mit der *Ebene der Reflexion.* Diese wiederum beinhaltet dann noch mehr Fragen der Art: Wie kam es dazu …? Wie ist es jetzt …? Was wird daraus werden … und welche Rolle habe ich darin …?

Die Beobachtung der mentalen Interaktion (Tab. 6) lässt gute Rückschlüsse auf das mentale Handlungsniveau bzw. die Mentalisierungsebene zu. Im stationären Setting kommt noch das Verhalten in der Gruppe mit den entsprechenden Phänomenen hinzu. Vor der Arbeit im inneren System muss klar sein, ob der Mentalisierungsgrad den Zugang zu Ego-States überhaupt erlaubt. Ohne dass dies bewiesen werden müsste, ist es offensichtlich, dass ein funktionsfähiger Alltagsdialog und eine Affektwahrnehmung und -expression und Reflexionsfähigkeit etwa an der Grenze vom unteren zum mittleren mentalen Handlungsniveau erreicht sein sollten.

Mentale Interaktion	Beispiele für spezifische Fragen
unmittelbar beobachtbare Handlungen (szenisches Erleben)	Wie greifen Willkürhandlungen und automatisierte Handlungen ineinander?
Berichte von Alltagsbegegnungen	Was gerät spontan in den Fokus – was wird ausgeblendet? Was ist von Affekten begleitet?
Erleben der therapeutischen Beziehung	Welche (An-)Teile des Therapeuten werden wahrgenommen? Wie werden affektive Signale des Therapeuten verstanden?
Schilderung innerer Dialoge (Innenpersonen)	Als wie stark personifiziert werden innere Stimmen beschrieben? Wie umfangreich ist der Dialog/Multilog? Gibt es Hinweise auf Lücken und Ausblendungen?
Umgang mit inneren Vorstellungen (Imagination, Malen, Gestaltungen usw.)	Gibt es ein symbolisches Verständnis? Hat es Bezug zu inneren Anteilen? Wie wird er hergestellt?

Tab. 6: Diagnostische Fragen zur Interaktion

Fonagys Mentalisierungskonzept und das Niveau der Handlungstendenzen bei Janet

Fonagys Mentalisierungskonzept entstand im Kern aus einer Zweipersonenpsychologie:

> »Mentalisieren bedeutet, äußerlich wahrnehmbares Verhalten im Zusammenhang mit inneren, ›mentalen‹ Zuständen und Vorgängen zu erleben und zu verstehen und umgekehrt. […] Mentalisieren bedeutet nicht nur zu verstehen, was in uns und anderen Menschen vor sich geht (Verständnis erster Ordnung), sondern auch die Art und Weise zu begreifen, wie wir und andere diese tun (Verständnis zweiter Ordnung, Metakognition)« (Bolm 2009, S. 29 f.).

»Mentalisieren« bezieht sich also auf die Lebensäußerungen des Gegenübers und darauf, welche Art von Repräsentanzen innerlich hierdurch gebildet werden. Fonagys Entwurf ist damit ein Kind der Bindungs- und der Objektbeziehungstheorie. Aus einer sehr differenzierten Entwicklungspsychologie entwickelte Fonagy letztlich drei Modi der Realitätswahrnehmung, die hierarchisch angeordnet sind (vgl. Abb. 2).

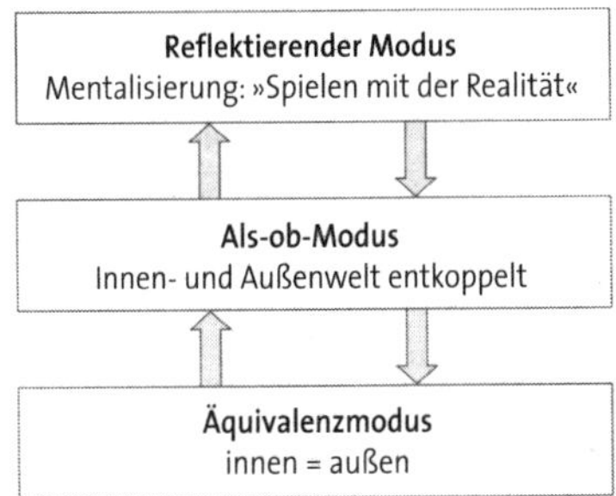

Abb. 2: Drei Modi der Realitätswahrnehmung bei Fonagy (nach Bolm 2009, S. 36)

Im *Äquivalenzmodus* sind die Erfahrungen der Innenwelt von denen der Außenwelt nicht getrennt, das eigene Erleben wird für die Wirklichkeit gehalten, es gibt nur die eigene innere Wahrheit.

Der *Als-ob-Modus* ist aus der Beobachtung des Spielens der Kinder abgeleitet. Er trennt die innere und die äußere Realität. Man kann ohne Rücksicht auf sie »so tun, als ob« (Allen u. Fonagy 2006, S. 132). Es ist sogar ein Vorteil, wenn die Wahrnehmung der äußeren Realität für die innere Realität folgenlos bleibt. Es ist der Modus, der in Therapien für Imaginationen und im Rollenspiel genutzt wird. Er erlaubt es aber nicht, die Wirklichkeit und die innere Weltsicht miteinander in Beziehung zu setzen. Dies geht erst im *reflektierenden Modus*: Auf dieser Ebene ist es möglich, eigenen und fremden Handlungen verschiedene Bedeutungsgebungen und Intentionen zu unterstellen und sie miteinander in Beziehung zu bringen. Die große Stärke dieser an sich recht groben Einteilung liegt darin, dass sie hilft, die Qualität der Objektbeziehungen genauer zu verstehen und daraus eine klinisch-therapeutische Zielsetzung zu entwickeln, nämlich – soweit möglich – einen reflektierenden Modus zu erlauben.

Es überrascht nicht, dass Fonagys Konzept zwei Bereiche ausblendet, die bei eingreifenden Störungen aber ganz wesentlich erscheinen. Der erste ist der der Wahrnehmung selbst bzw. der Fragmentierung von Wahrnehmung. Damit ist dem Mentalisierungskonzept kein klarer Begriff von Dissoziation zugänglich. Dissoziation wird als eine Funktion des Als-ob-Modus verstanden, also nur auf den Beziehungsaspekt eingeengt. T. Bolm (2008) hat das Fehlen eines klaren Dissoziationsverständnisses bedauert.

Der zweite Bereich: Es wird den körperlichen und seelischen Automatismen, den reflexhaften und klassisch konditionierten Aktivitäten des Organismus kein Platz eingeräumt. Dissoziatives Reagieren kann also im Mentalisierungskonzept nur implizit verstanden werden.

Die Bewältigung von Vergangenheit geschieht für Pierre Janet durch die Differenzierung von Handlungssystemen in der Gegenwart:

> »Das Vergessen der Vergangenheit ist in Wirklichkeit eine Veränderung des Verhaltens in der Gegenwart« (Janet 1923/2002, p. 123; Übers.: H. R.).

Daher ist es von entscheidender Bedeutung für die Therapie, wie sich verschiedene Handlungsebenen unterscheiden lassen. Wir werden im Folgenden die Einteilung von Janet benutzen, um zu erkennen, welche mentale Organisation bei einem Patienten zu einem bestimmten Zeitpunkt jeweils im Vordergrund steht (vgl. Tab. 7). Aus der Sicht des Ego-State-Therapeuten könnten wir auch sagen: Ein State zeichnet sich durch eine bestimmte Handlungstendenz aus, die wir erfassen können. Und wir können sie nicht nur erfassen. Wenn wir auf der gleichen Ebene antworten, mitspielen, werden wir es dem Patienten ermöglichen, seine Syntheseleistungen zu aktivieren, um auf die nächsthöhere Stufe des mentalen Prozesses zu gelangen.

Janet benutzt jetzt den Begriff »Tendenz«. Tendenzen sind so etwas wie Triebe, doch vielfältiger, denn sie stehen im Zusammenhang auch mit Wahrnehmungs- und Verknüpfungsprozessen, können sich mit anderen Tendenzen zusammentun. Sie haben eine bestimmte Ladung mit potenzieller Energie.

Nach Janet gibt es verschiedene Ebenen von Handlungstendenzen. Unterschied er zu Beginn »automatische Funktionen« und »Funktionen der Synthese«, entwickelte er später eine Hierarchie von Tendenzen auf drei Ebenen:

> »An der Spitze steht die Realitätsfunktion, die maximale Erfassung der Realität (Présentification); auf der niedrigsten Stufe stehen motorische Entladungen« (Ellenberger 2005, S. 514).

Die niederländische Forschungsgruppe um van der Hart hat die Systematik von Janet nur geringfügig verändert. Ich werde daher im Folgenden die modernisierten Bezeichnungen von van der Hart, Nijenhuis und Steele (2008) verwenden.

In die Gruppe der »niedrigen Tendenzen« fallen unmittelbare motorische Reaktionen auf Reize, wie Abwehrbewegungen, Einverleibung, unkonditionierte Reaktionen usw. Beachten Sie, dass die Lebensäußerungen auch innerhalb einer Ebene komplexer werden. Darüber stehen Tendenzen, die zwischen den Reiz und die Reaktion eine Phase des Wartens einführen, daher heißen sie »suspensiv«. Sie ermöglichen so etwas wie eine Planung von Handlungen und Anpassung an verschiedene Reize. »Soziopersonale Tendenzen« beziehen das Handeln oder die Interaktion mit einem Gegenüber ein, wie das etwa bei Befehlen und Gehorchen der Fall ist. Diese Gruppe beinhaltet noch die »elementaren intellektuellen Tendenzen«. Sie befinden sich auf derselben Stufe, die auch Sprache zu einem nützlichen Verständniswerkzeug macht; die Einordnung von Raum und Zeit mit der Sprache gelingt hier.

Niedrige Handlungstendenzen erfassen nur kurze Zeiträume, sind näherungsweise animalisch, schließen ein umfassenderes Verständnis von Situationen und Bedeutungen aus.

»Mittlere Handlungstendenzen« nach Janet (vgl. Tab. 8) könnten Traumatherapeuten besonders interessieren. Hier finden sich vorwiegend impulshaft entstandene Vorstellungen, wie Zwänge oder Schuldgedanken. Bei den »reflektierten Tendenzen« gibt es schon ein Erkennen von Absichten und Motiven, die Wahl von Handlungsalternativen in der Vorstellung usw. Auf diesem Niveau existieren Behauptungen und Zweifel, die Widerlegung von Behauptungen, also so etwas wie das Suchen nach und das Finden von dem, was in der Welt richtig und angemessen ist. Damit ergibt sich auch ein neuer Weltbezug, die Fähigkeit, Wirkliches von weniger Wirklichem zu trennen. Geistige Prozesse sind nunmehr etwas Eigenständiges, vom Körpererleben Getrenntes.

Wenn Sie sich die »höheren Handlungstendenzen« bei Janet anschauen (vgl. Tab. 9), so stellen Sie unschwer fest, dass gerade komplex Traumatisierte diese Niveaus oft nicht erreichen können. Aber immerhin erscheint es denkbar, dass einzelne States diese Möglichkeiten haben oder entwickeln.

Wie man sieht, verankern uns diese Handlungstendenzen sehr gut in der sozialen Welt. Sie machen uns auch zu lang dauernden Beziehungen fähig. Die erweitert reflektierten Handlungstendenzen geben uns über Geduld und Ausdauer Orientierung und ermöglichen es uns, für etwas da sein zu können, beinhalten also auch Empathie und Altruismus, der bei Janet deutlich besser bewertet wird als in psychoanalytischen Theorien.

Bezeichnung (Janet, modifiziert durch van der Hart et al.)	**Aktionen, Verhalten**	**Therapeutische Interventionen**
Elementare Reflexe	Abwehrbewegung, Einverleibung ...	Unterbinden von motorischen Aktionen, Time-out, Festhalten, Bewegungen modifizieren – rhythmisieren, sportliches Ausarbeiten, Übungen zur Körpergeschicklichkeit
präsymbolische regulative (perzeptorisch suspensive) Handlungstendenzen	Objekt wahrnehmen – warten – reagieren, Flucht, Erstarren	Dissoziationsstopp, Übungen, Achtsamkeitsübungen, Selbstfürsorge, konzentrative Bewegungstherapie u. a.
präsymbolische soziopersonale Handlungstendenzen	andere Person wird in den Handlungsablauf einbezogen, Anpassung von Handlungen an andere, z. B. Nachahmung, Befehlen/Gehorchen	Hausaufgaben, ein Therapiebuch anlegen, »psychohygienische Alltagsgestaltung«, Setting der Therapie aushandeln, Baker-Übungen zur Objektpermanenz (vgl. Baker 1981)
elementare symbolische Handlungstendenzen	Benutzung von Werkzeugen, sich Eigenschaften von Menschen nutzbar machen	Gestaltungstherapie, Erfahrungen mit Materialien, erste geführte Imaginationen (innere Helfer, Krafttier, innere Stärke, innere Liebe ...), Arbeit mit ressourcenreichen States

Tab. 7: Ebene niederer Handlungstendenzen

Bezeichnung (Janet, modifiziert durch van der Hart et al.)	**Aktionen, Verhalten**	**Therapeutische Interventionen**
reflexhaft symbolische Handlungstendenzen (Janet: »unmittelbare Handlungen und Glaubensfunktionen«)	Trennung von Sprache und Handlung, ein Versprechen einlösen, reflexhafte Überzeugungen, »Der Mensch glaubt, was er wünscht und fürchtet« (Janet)	suggestive Anteile einer Ego-State-Therapie Hypnotherapie – Neutralisierung und Substitution von Belastungserleben, typische Traumabearbeitung mit EMDR, Imaginationen aus dem Stabilisierungsbereich, Charakterisierung von Ego-States
reflektierte Handlungstendenzen	kritische Untersuchung der Möglichkeiten von Handlung, Diskussion mit einem/mehreren Interaktionspartnern, Vorstellungen von Zukunft und Vergangenheit, Kampf verschiedener Tendenzen, Dialektik	kognitive Techniken, sokratischer Dialog, Visualisationen konkreter Situationen mit Probehandeln (z. B. nach Lazarus 1980) typische Teilearbeit – Kommunikation der States im inneren System

Tab. 8: Ebene mittlerer Handlungstendenzen

Bezeichnung (Janet, modifiziert durch van der Hart et al.)	**Aktionen, Verhalten**	**Therapeutische Intervention**
erweiterte reflektierte Handlungstendenzen (rational-ergetisch)	Begriff von Arbeit, Geduld, Ausdauer, für höhere Ziele da sein, Unangenehmes aushalten, Engagement, Moral	Arbeit in Gruppen mit Konfliktthemen Psychodynamische Einzeltherapie mit Fokussierung von Aktual-Konflikten
experimentelle Handlungstendenzen	systematische Überprüfung von Hypothesen, Erfahrungen auswerten, Haltungen gegenüber Vergangenheit und Zukunft, Untersuchen und Verändern, Annahmen über objektive Wahrheiten	Bearbeitung zeitüberdauernder Konflikte, psychodynamisches Arbeiten mit Selbstkonzepten und internalisierten Überzeugungen, Durcharbeiten der Beziehung von Ego-States – Rollenänderung verschiedener States
progressive Handlungstendenzen	Anerkennung der Individualität der anderen, Konzepte von Zufall, Koinzidenz, Erkennen der Position des Menschen in der Evolution und zur Vorbereitung zukünftiger Freiheiten und Entwicklungen	Integration von Belastungserfahrungen in die Biografie und Lebensphilosophie, psychodynamische Arbeit mit Glaubens- und Wertvorstellungen, Sinnfragen, Weisheit, Meditationen ohne Vorgaben und Ziele, freie (aktive) Imagination

Tab. 9: Ebene höherer Handlungstendenzen

9 Die therapeutische Wirkung in der hypnoanalytischen Therapie

Die therapeutische Kommunikation geschieht grundsätzlich in drei unterscheidbaren Wirklichkeiten (nach Cathrine Fine, persönliche Mitteilung).

Die *erste Wirklichkeit* ist die erlebte, teilbare, beschreibbare Realität oder die historische Wirklichkeit, wie sie rekonstruiert wird – auch wenn es hierzu gegensätzliche Gedächtnisinhalte und Erinnerungen gibt, Lücken und höchst unterschiedliche Blickwinkel oder affektiv-kognitive Bewertungen.

Als *zweite Wirklichkeit* kann die verdrehte Realität (*distorted reality*) angesehen werden. Sie kann auf verschiedene Weise zustande kommen. Im traumatischen Kontext kann sie durch das entstehen, was ein Täter programmiert oder implantiert, wir haben es dann mit Täterbotschaften zu tun, die in die Kernüberzeugungen einzudringen vermögen. Verdrehungen entstehen aber selbstverständlich ebenso über einfache Fehlinterpretationen, Fehlwahrnehmungen, Konditionierungsvorgänge oder maladaptive Beziehungsmuster. Sie münden in das, was bereits P. Janet »fixe Ideen« genannt hat, in Überzeugungen in der Form einer Weltperspektive, die mit veränderten Kernüberzeugungen verbunden ist.

Die *dritte Wirklichkeit* verursacht Therapeuten noch immer das meiste Kopfzerbrechen. Es ist die Wirklichkeit, die während der Phasen der Einengung des Bewusstseinsfeldes (Janet 1889, pp. 112 ff.) entsteht, in der sich, vornehmlich unter hohem affektiven Druck, die Wahrnehmungsprozesse weitgehend verändern. Die sinnlichen Wahrnehmungen werden inkohärent, das Zeitraster verändert sich, die Selbstwahrnehmung bzw. der Vergleich von Erfahrungen mit vorher Gelerntem bleibt aus. Man kann diese Wirklichkeit auch als Trancerealität bezeichnen.

Legt man diese dreifache Realität zugrunde, so erübrigt sich letztlich eine Auseinandersetzung darüber, welche therapeutische Kommunikation bei Patienten Veränderung bewirkt. Ausgehend von der Theorie des zustandsabhängigen Lernens, werden, je nach der Art und Weise, wie die innere Wirklichkeit sich zusammensetzt, die Schwerpunkte unterschiedlich sein müssen. Auf keine wird man verzichten können. C. Fine geht allerdings stillschweigend davon aus, dass Tranceerfahrung und pathologische Dissoziation gleiche oder sehr ähnliche Vorgänge darstellen. Dies ist die im angloamerikanischen Raum vorherrschende Denkweise.

Wenn wir die drei unterschiedlichen Realitäten als gegeben ansehen, können wir uns fragen, ob die gewählten Interventionen im hypnoanalytischen Kontext eine gemeinsame Struktur aufweisen.

Natürlich sind diese Interventionen nicht die einzigen Triebfedern einer erfolgreichen Therapie. Wesentlich und grundsätzlich sind all die Faktoren, die das Beziehungsgeschehen regulieren und eine überschaubare Balance zwischen dem Geschehen im therapeutischen Raum und den Außenbeziehungen, in denen die Problemaktualisierung stattfindet, herstellen.

Die direktiven Interventionen aber gründen sich auf recht einfachen Prinzipien. Die Einteilung im folgenden Abschnitt geht von der Vorstellung aus, dass sowohl in der traumatischen wie in der neurotischen Belastung das Zeitraster des Erlebens gestört ist. Dies hat zur Folge, dass Erinnerungen einen unpassend hohen Stellenwert für das gegenwärtige Handeln und Erleben haben können, ebenso wie die Zukunft (z. B. bei Zwangsbefürchtungen oder auch einfachen resignativen Tendenzen) übermächtige Belastungsvorstellungen und Bewertungen erzeugen kann. Auch wenn P. Janet und einige andere Philosophen sehr viel feinere Unterteilungen des Zeitrasters vorgelegt haben (vgl. etwa van der Hart a. Steele 1997), so möchte ich bei der Alltagseinteilung Vergangenheit – Gegenwart – Zukunft bleiben. In der Tradition der Gestalttherapie sprach I. D. Yalom (2005) vom »Hier und Jetzt« als dem Zauberwort der Psychotherapie und benannte damit implizit die Wiederherstellung der Zeithierarchie, in der das gegenwärtige Handeln und Erleben den höchsten Stellenwert einnimmt, als wesentliches Therapieziel.

Der Umgang mit der erlebten Vergangenheit

Die Erinnerung zugänglich zu machen ist in fast allen Psychotherapien ein wichtiger Bereich. Das einfache Narrativ umfasst bereits die emphatische Zeugenschaft der Therapeutin, falls nötig die Einrichtung von Distanzierungstechniken und die Modulation der Erregung beim Kontakt mit der Erinnerung. Die Nutzung der dritten Wirklichkeit bewirkt die Belebung der gespeicherten Erinnerung als Jetzt-Erfahrung, die sinnliche Wahrnehmung auf mehreren Kanälen (VAKOG) in Innenfokussierung.

Vier unterschiedliche Vorgehensweisen lassen sich so unterscheiden (siehe auch van der Hart, Brown a. Turco 1998).

1) Die Offenlegung/Aufdeckung der Vergangenheit

Gemeint ist hier die Offenlegung/Aufdeckung der Vergangenheit und damit die Übernahme in das deklarative Gedächtnis als Erfahrung, die im therapeutischen Raum nicht nur mitgeteilt, sondern in gewissem Umfang geteilt wird. Dazu bieten sich bei der Arbeit in der dritten Wirklichkeit alle Techniken der Altersregression an, wie sie insbesondere die katathym-imaginative Psychotherapie ausformuliert hat. Die Aktualisierung der Erinnerung ist gerade bei traumatischem Geschehen nur aus der Position des inneren Beobachters (Hilgard 1984) möglich, weil ansonsten die Affektüberflutung die Ablage im deklarativen Gedächtnis verhindert. Hierfür gibt es zahlreiche Techniken wie die narrative Exposition, Screen-Techniken und vor allem fein abgestufte EMDR-Protokolle (Rost 2008, S. 54–85).

2) Die Neutralisierung der Belastungserfahrung

Dies kann auf verschiedene Weise vorgenommen werden. Die einfachste Möglichkeit besteht darin, der belasteten Erinnerung in einem anderen affektiven Zustand zu begegnen, der in Hypnose eingeführt wird. Häufig werden auch in dem Belastungserleben Momente sichtbar, die mit vorher nicht zugänglichen Emotionen verknüpft waren.

Zusätzlich können z. B. durch geführte Imaginationen neutrale oder positive Erfahrungen neben das Belastungserleben gestellt werden im Sinne des Überdeckens, oder es kann auch z. B. mit

Pendeltechniken (Levine 2012. S. 102 ff.; Plassmann 2007) gearbeitet werden.

3) Die Umbewertung der Vergangenheit
Die einfachste Möglichkeit besteht darin, den vergangenen Erfahrungen neue Bedeutungsgehalte im Sinne des Reframings zu geben. Das Vorgehen kann stufenweise so ausgeweitet werden, dass der erlebten Erfahrung eine neue Wendung gegeben bzw. die Geschichte mit einer neuen, besser akzeptablen verbunden wird. Dies kann bis zu einer Substitution der Erfahrung durch eine andere Geschichte gehen, die sich von selbst an die Stelle des Belastungserlebens stellt, sobald sich die Betroffenen mental in die Vergangenheit begeben.

4) Rituelles Abschließen der Vergangenheit
Therapeuten sind immer wieder verblüfft, wie schwer Jahrestage eines als schlimm erlebten Geschehens zu verkraften sind. Ebenso erstaunlich aber ist die Beobachtung, wie ganz einfache Handlungen, die dem Betroffenen innerlich die Trennlinie zwischen der belasteten Vergangenheit und der Gegenwart sichtbar machen, anhaltende Veränderungen bewirken können (van der Hart 2010, S. 42–50). Besonders deutlich wird dies bei der prolongierten Trauer. Das Schreiben von Briefen an die Schlüsselfigur der Vergangenheit, das endgültige Weggeben von Gegenständen, die für die Verbindung mit der entsprechenden Person stehen – dies sind mentale Hilfen dafür, die Zeitgrenze zwischen gegenwärtigem und vergangenem Erleben zu festigen. Schließlich kann man die Bewältigung einer belasteten Vergangenheit letztlich als die Fähigkeit ansehen, in der Gegenwart anders zu handeln. Die eingeführten Rituale liegen auf einem mentalen Handlungsniveau der mittleren Stufe, sind also durchaus erreichbar für Menschen mit begrenzten Spielräumen der Mentalisierung.

Gegenwartsbezogene Interventionen

Wer nicht glaubt, in der Gegenwart anders handeln zu können, wiederholt die Vergangenheit. Die einfachste Arbeit ist die der Handlung in der Therapiestunde, im therapeutischen »Jetzt«. Gerade dann, wenn noch eine höhergradige »Phobie« vor der therapeutischen Beziehung besteht, ist es zweckmäßig, sich mit Gegenständen zu befassen, die sowohl für Patientin wie Therapeutin einen positiven Reiz haben. Achtsamkeitsübungen können daran geknüpft werden, die wiederum zu Hausaufgaben führen.

Grundsätzlich geht es um Förderung der inneren und äußeren Kommunikation bzw. v. a. darum, zwischen Innen- und Außenfokussierung willentlich wechseln zu können. Dies macht erneut plausibel, wie wichtig die Fähigkeit ist, in »Selbsthypnose« zu arbeiten und das in der Therapiestunde zu üben.

Nach Sack (2010, S. 107) können wir drei Bereiche des Arbeitens unterscheiden:

1) Förderung des Erlebens der Gegenwart mit Regulation von Nähe und Distanz
2) Förderung des Selbstmanagements unter Nutzung der inneren Kommunikation
3) Bearbeiten emotionaler Reaktionen und dysfunktionaler Kognitionen.

Zukunftsbezogene Interventionen

»Früher war die Zukunft auch besser«, sagte Karl Valentin und beschrieb damit weniger einen Pessimismus als die Schwierigkeiten, von welchem Standort aus und mit welcher Perspektive Zukunft zu beschreiben sei.

Jegliche Psychotherapie ist v. a. für die Zukunft gemacht, dient der Förderung der Progression (Fürstenau 2002, S. 133). Umso erstaunlicher ist, dass sich insbesondere übende Interventionen recht wenig mit der Zukunft beschäftigen. Yalom hat in seiner *Existentiellen Psychotherapie* (2000, S. 410 ff., vgl. auch 2005, S. 358) schlüssige Werkzeuge erdacht, ansonsten ist die Zukunft die Domäne der strategisch-lösungsorientierten ericksonschen Hypnotherapie.

Dabei werden ganz unterschiedliche Ziele ins Auge gefasst:

- Förderung von Neugier und Zuversicht
- Projektion von Ressourcen in zukünftiges Erleben
- Vorstellung von Freiheit, Gestaltungsmöglichkeit und Nutzung eigener Potenziale

- Akzeptanz von Ungewissheit, Zufall, Schicksal
- Toleranz für Vergänglichkeit.

Bei allen schwereren Beeinträchtigungen schränken Menschen ihre Handlungen und ihre mentalen Operationen ein. Sie wiederholen vertraute Grundmuster, selbst dann, wenn sie in der Gegenwart hinderlich sein mögen. Wir können das gut von den Lernvorgängen bei Kleinkindern ableiten (Dornes 1999). Will man etwas Neues, anderes überhaupt erkennen und nutzbar machen, bedarf es der Existenz eines vertrauten, vorhersehbaren, schon im Gedächtnis gespeicherten Ablaufes.

Dies entspricht sehr dem Grundbedürfnis nach Konsistenz (Frederick a. McNeal 1999, p. 8). Positive Emotionen fördern die Bereitschaft, sich für Abweichungen, Ausnahmen, für das Neue zu öffnen. Für alle zukunftsbezogenen Interventionen ist daher eine Strategie passend, die diesem Bedürfnis durch ritualisierende Wiederholungen, sei es in der Tranceinduktion, sei es in der Wiederaufnahme bekannter Imaginationen, Rechnung trägt. Solche Wiederholungen bereiten das Neue vor. Damit ergibt sich ein dialektisches Prinzip von ritualisierenden Wiederholungen und neuen, überraschenden Erfahrungen, ein Oszillieren zwischen den Polen. Auch für Therapeuten ist es förderlich, zunächst, auch im Sinne des Einschwingens, gemeinsam zu wiederholen. Ich verwende regelmäßig einen schematischen Ablauf in der Trancesitzung: nach der Tranceinduktion gemeinsam Orte der Ruhe, der Geborgenheit und Selbstfürsorge aufsuchen, von da zu einem Bereich mit Ressourcenaktualisierung gehen (innere Stärke), dann z. B. im inneren Beratungsraum eine ungewohnte, neue Erfahrung ermöglichen. Sehr frei können auf diesem Weg Übergangsobjekte in den Ablauf eingebaut werden. Insgesamt ergibt sich letztlich ein zyklischer Ablauf, da es schonend ist, gegen Ende der Sitzung wieder auf dem »gleichen Weg« zurückzugehen.

Gerade auch für wenig stabile Patienten ist das Vorgehen sicher, denn man geht eben nur so weit, wie es das Toleranzfenster der emotionalen Spannung erlaubt.

Schon in den Problemschilderungen können Therapeuten die Aufmerksamkeit auf die Ausnahmen richten, auf die Momente, die frei, unabhängig sind vom Problemmuster, in denen etwas an-

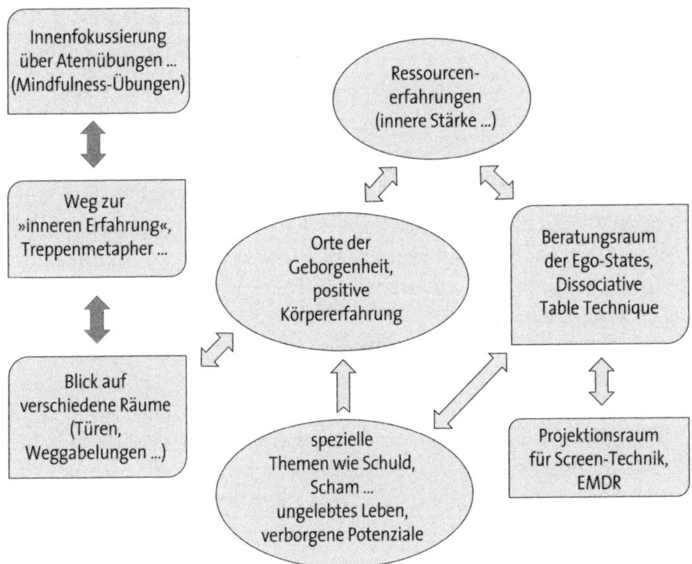

Abb. 3: Zyklischer Ablauf der inneren Kommunikation

deres geschieht. Dieses Arbeiten mit Ausnahmen (de Shazer 2008, S. 205), mit dem Erleben insbesondere aus der nahen Vergangenheit, kann in die Hypnosesitzung an vielen passenden Stellen eingebaut werden. Besonders bieten sich hierfür das Protokoll der inneren Stärken oder die Einführung von idealisierten Gestalten an, die die Kompetenzen repräsentieren, welche in diesen Ausnahmen vorkommen. Wenn das glückt, kann die Therapeutin eigene Lösungsideen aussäen, sinnvollerweise aber erst dann, wenn die eigenen positiven Entwicklungskerne (Ausnahmen vom Problem) der Patientin schon in der therapeutischen Beziehung wiedererlebt werden konnten. Letztlich kann, durch posthypnotische Suggestion unterstützt, die neue Erfahrung in den Alltag transferiert werden.

10 Traumatherapeutische Prinzipien als generelle therapeutische Grundhaltung?

Menschen, die therapeutische Begleitung suchen, sehen sich notwendigerweise als zumindest in bestimmten Bereichen nicht stabil. Häufig sind das Ausmaß und der Bereich, in dem die Beeinträchtigung vorliegt, weder Patienten noch Therapeuten klar, selbst nach der anfänglichen Diagnostik. Die Beeinträchtigung von Ich-Funktionen führt zu mehr oder weniger ausgeprägten Kollisionen im Alltag. Angesichts dieses Nichtwissens kommt es zur Anfangsbegegnung.

Patienten werden so als Erstes Belastungen schildern und die Versuche, mit Belastungen zurechtzukommen. Je drängender die Lage, desto mehr werden sich Menschen spontan in dieser Polarität sehen, der Zugang verlangt nur ein Minimum an Selbstwahrnehmung. Diese Art, Schwierigkeiten zu schildern, ist nahe am Alltagsverständnis. Schlimme Erfahrungen beeinflussen Menschen, das liegt auf der Hand. Mangelnde soziale Unterstützung hemmt die Selbstbehauptung und die Entfaltung der Persönlichkeit. All dies sind Alltagserfahrungen, für deren Schilderung kein besonderes Konzept, keine Psychologisierung erforderlich ist. Dabei gibt es eher regelmäßig das Gefühl von anstrengenden Wiederholungen, die der Therapeut als »maladaptiven Zyklus« (Tress, Wöller u. Langenbach 2003) mit mehr oder weniger geglückter Anpassung erkennt. Also werden Erfahrungen aus unterschiedlichen Lebensabschnitten geschildert, die zu den aktuellen Abläufen zu passen scheinen. Das Erleben aber ist das von Belastung und von Anteilen an »Meisterung«. Das scheint ganz offensichtliche Gründe zu haben.

In der Krise und in der aktuellen »Fehlanpassung« stehen die basalen Mechanismen von Stress besonders im Vordergrund. An der Basis unseres Überlebens steht die Suche nach Schutz, nach Bindungsfiguren, die ihn gewährleisten. Vertraute Rituale werden wiederholt, unsichere Bedingungen werden gemieden, soweit die verminderte Stresstoleranz dies gebietet. Das Bedürfnis nach Exploration, nach Zugehen auf Neues wird aufgegeben. Man kann dies als einen regressiven Zustand ansehen, bei dem die Betroffenen die zwischenmenschliche Bezugnahme immer weiter einengen. Die Fähigkeit, in Gruppen zu handeln, wird phobisch geleugnet, selbst die Fähigkeit, in Triaden zu agieren, aus Dreierkonstellationen Nutzen für sich zu ziehen, engt sich ein. Der Wunsch, jetzt nur noch eine Therapeutin zu haben, am besten eine solche, die kontrolliert und planmäßig funktioniert, wird verständlich. In der klinischen Praxis lehnen Patienten Gruppenkontakte primär regelmäßig zunächst ängstlich ab.

Dyadische oder monadische Funktionen werden noch als handhabbar erkannt. »Ich als Person und meine Belastung« – das ist regelmäßig der Ausgangspunkt therapeutischen Handelns. Hier holen wir die Patienten ab. Die Belastung ist das ES, ist eine Sache. Zum Du der Therapeutin gibt es möglicherweise nur einige dürftige Signalwege.

Somit ist das Verständnis, das Patienten haben, zunächst nicht das eines Konfliktes, sondern das einer Belastung und das von Ressourcen, die nicht dafür ausreichen, die Belastung zu managen, erkennbar am anhaltenden inneren Stress mit den entsprechenden Körperphänomenen.

Wenn Therapeutinnen in dieser Situation die Vorstellungen von intrapsychischen oder interpersonellen Konflikten einführen, werden sie bei Patienten, die zu diesem Zeitpunkt weder das »Du« noch die Selbsterforschung praktizieren können, die auf niedrigem mentalen Handlungsniveau organisiert sind, nichts erreichen, sondern den inneren Stress verstärken. Bei funktionierenden Abwehrmechanismen halten Patienten Distanz, ansonsten käme es zu Kontaktabbruch oder Desorganisation.

Daher erscheint es zunächst sinnvoll, und ich meine, es ist wirklich verallgemeinerbar, die Vorstellung von Ulrich Sachsse, »trauma first« (2004, S. 115), für die Anfangsphase zumindest einer hypnoanalytischen Teiletherapie verbindlich zu machen. Wir fragen also nur nach Belastungen und dem bisherigen Umgang damit sowie nach inneren Stärken und danach, inwieweit sie nutzbar sind. Damit werden auch verschiedene personale Schemata sichtbar, die die Stressbelastung bisher in Grenzen halten konnten. Hier kann das Verständnis der traumakompensatorischen Schemata die Zusammenhänge erhellen, wie es Fischer und Riedesser (2003) in die psychotraumatologische Theorie einführten.

Man könnte nun einwenden, dass diese Mechanismen nur für die posttraumatischen Belastungsstörungen gelten würden. Die Prinzipien auf seelische Probleme insgesamt anzuwenden sei eine unzulässige Verallgemeinerung. Doch dafür kann man Gründe angeben.

Der Vorsatz, nicht zu schaden, steht im Vordergrund.
Der Beginn ist niederschwellig, Rückzug noch gut möglich.
Das Reden von Belastungen ist alltagsnah.
Der Ressourcenbezug begrenzt pathologische Etikettierungen.
Exploration von Grundbedürfnissen ist möglich.
Nichtwissen – die Patientin ist geschlossenes, sich selbst organisierendes System.
Vorsichtiger Umgang mit Emotionen und nonverbalen Signalen verhindert Überforderung.
Die Unterstellung eines tendenziell niedrigen mentalen Handlungsniveaus ist von Vorteil.
Transparente Kommunikation fördert Struktur.
Von Bedeutung sind: • neurobiologische Fakten – basales Verhalten • Stressregulation/Homöostase • Begrenzung der Komplexität sozialer Funktionen • Begrenzung intrapsychischer Komplexität.

Tafel 4: Gründe für ein Primat psychotraumatologischer Grundsätze

Der erste ist der des Nichtwissens. Wir wissen zu wenig voneinander in der Anfangsphase einer Therapie. Wir wissen z. B. auch nicht, wie unsere eigenen Erfahrungen von Belastung und die der Patienten zusammenspielen. Das Feld der Übertragung ist nicht abgesteckt und unüberschaubar. Wenn der Grundsatz »Primum nil nocere« – »Zunächst einmal nicht schaden« – gilt, müssen wir eine eher niedrige Stufe mentalen Handelns, eine eher schwächere Mentalisierungsfähigkeit unterstellen und auch davon ausgehen, dass wir als Therapeuten in unvorhergesehene Gegenübertragungshandlungen geraten können. Aber dieses »Prinzip des Nichtwissens« wurde gerade von den mentalisierungsbasierten Therapiemodellen, die aus der Selbstpsychologie stammen, als äußerst wirkungsvoll erkannt (Bolm 2009). Soweit Belastungen vorerst benannt werden, befinden sich die Partner der Therapie in gewisser Weise in der Position von Beobachtern, die beschreiben. Damit verbunden ist zumindest die Möglichkeit, noch jederzeit zurückzutreten, die Therapiesituation aufzulösen. Es ist ja noch nichts passiert, eine Bindung wurde nur in geringem Umfang eingegangen. Der Rückzug von der Therapie ist noch gut möglich, Übertragungsprozesse wurden gezielt in Grenzen gehalten.

Stufen der Therapie nach psychotraumatologischen Grundsätzen

Daraus folgt für das praktische Vorgehen (vgl. Tafel 5), dass eine so aufgebaute hypnoanalytische Teilearbeit sich fast simpel an der Belastungsgeschichte und an der Resilienzgeschichte von Patienten orientiert. Landkarten von Belastungsgeschichte und von Ressourcen können angefertigt werden. Damit verbunden ist die Ermutigung zur Exploration zwischen den Polen von Belastungen und Ressourcen (1. Schritt). Dies kann z. B. durch Arbeit mit der Lebenslinie oder anderen ähnlichen Techniken geschehen. Damit scheidet auch ein Vorgehen aus, wie es in vielen Ansätzen der Teilearbeit vorgeschlagen wird: sich bereits zu Anfang eine Übersicht über verschiedene Selbstanteile und ihre Funktion zu schaffen. Zunächst geht es eben noch nicht darum, eine Kommunikation zwischen inneren Selbstanteilen einzurichten oder diese innere Struktur transparent zu machen. Die Therapeutin registriert lediglich, welche verschiedenen Selbstanteile in der Kommunikation aufzutauchen scheinen, prüft, wie sich ihre eigene innere Mannschaft verhält, wer sich angesprochen fühlt, und macht sich darüber Hypothesen.

Sobald die Arbeitsbeziehung dies erlaubt, erproben Therapeutin und Patientin die Möglichkeiten der Selbsthypnose, eventuell auch als Wachtrance, wobei häufig die implizite Nutzung hypnotherapeutischer Techniken (Metaphern, Geschichten) am Anfang steht (2. Schritt). Frühzeitig wird es sinnvoll sein, diese Hypno-

1. Grundverständnis/Diagnostik: Belastungen, Ressourcen, Stärkung der Alltagsbewältigung und der therapeutischen Beziehung

Einführung in die hypnodynamische Teiletherapie

2. Gestaltung der Beziehung durch Einführung in (Selbst-)Hypnose

3. Nutzung von Hypnose/Imaginationen im Alltag, erste Transfers zur Selbstregulation

4. Gemeinsame Analyse der Unterschiede zwischen Hypnose und therapeutischem Gespräch (Bewusst-unbewusst-Komplementarität)

5. Einführung in Multiplizitätsmodell über angebotene Signale

6. Darstellung der Oberflächen-States aus erlebnisnahem Kontext

7. Klärung der Funktionen der States und ihrer Rollenschemata

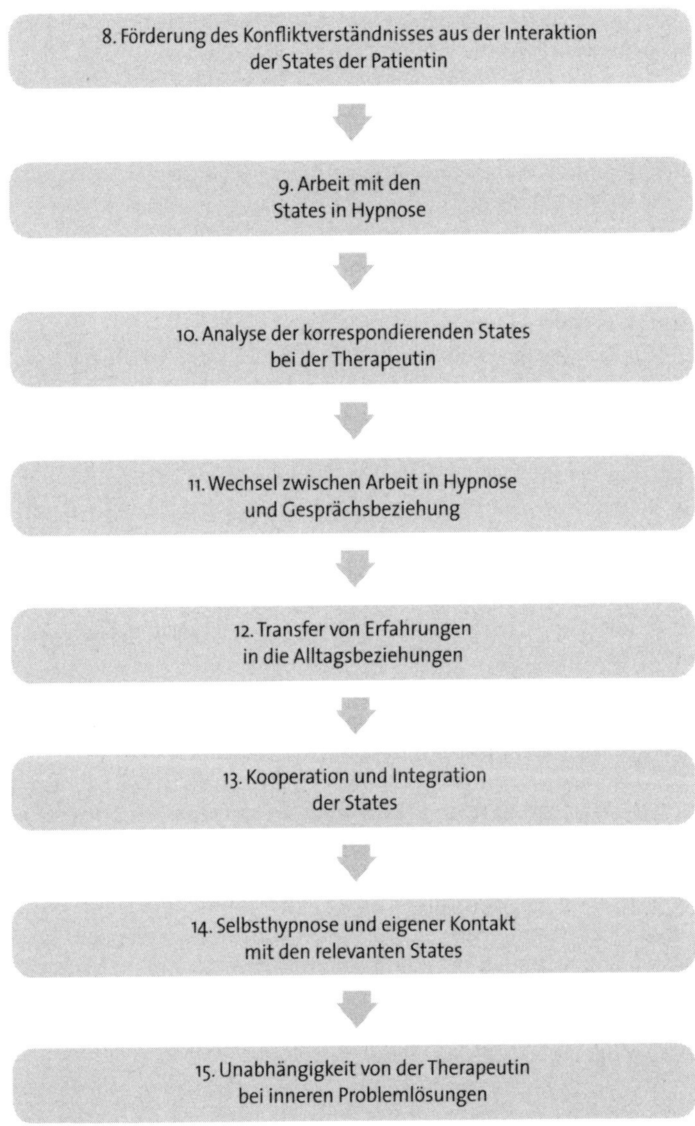

Tafel 5: Aufbau einer hypnoanalytischen Ego-State-Therapie

seerfahrungen für den Alltag und die Selbstregulation in Alltagsbelastungen zugänglich zu machen (3. Schritt).

Die Nutzung der Selbsthypnose im Alltag kann in der Therapie reflektiert werden. Es ist von Vorteil, zu verstehen und erprobt zu haben, wie die »unbewussten«, automatisierten Handlungen die willentlichen ergänzen, notwendiger Gegenpol zu diesen sind (Frederick a. McNeal 1999, p. 321). Dabei ist es nützlich, den Begriff »unbewusst« weiter zu nutzen, weil er sich umgangssprachlich eingebürgert hat, auch wenn wir hier nicht mehr das freudsche Verständnis des ins Unbewusste verdrängten Erlebens meinen (4. Schritt).

Wie beschrieben, können die Ego-States auf zwei Wegen angesprochen werden (5. Schritt). Am besten erscheint das Teileverständnis aus dem zu entwickeln zu sein, was Patienten in der Problemfokussierung von selbst aussprechen (siehe Kap. 4 »Warum überhaupt Teilemodelle?«). Die zweitbeste Möglichkeit ist, ausgehend von den Hypothesen der Therapeutin über die möglichen States in der Patientin, ins System hineinzusprechen – quasi Resonanzvorgänge zu prüfen – und so mit einem State in Kontakt zu kommen. Die drittbeste Möglichkeit, nämlich diejenige, einen State herauszurufen (evokatives Prinzip), hat schon größere manipulative Risiken.

Wie zeigen sich die jeweiligen States im Alltag im inneren wie im äußeren Geschehen? Mit diesem 6. Schritt wird der State lebendig, wird es offensichtlich, dass er tatsächlich Bedeutung für das Verhalten wie für die mentalen Handlungen hat. Die Schritte 7 und 8 (ab Schritt 8: siehe Tafel 6) ergeben sich nun von selbst. Wie ist die Lage, die »Mannschaftsaufstellung« im gewöhnlichen Alltag und im Konfliktfall? Aus dem Alltagsverständnis heraus geht es in die »innere Beratung«, wobei der zyklische Ablauf (siehe Abb. 3) als roter Faden dient. Nun kann immer freier, entsprechend dem mentalen Handlungsniveau der Patientin, in Hypnose und abwechselnd in der Gesprächsbeziehung gearbeitet werden. Die Analyse der States bei der Therapeutin, hier als eigener Schritt (10.) aufgeführt, begleitet diesen Prozess.

Bei der umfänglichen Integrationsarbeit (12.), in der die innere Versammlung der States die Hauptrolle spielt, wird bereits das Ziel ins Auge gefasst: die innere Kommunikation selbstständig für

Alltagslösungen und die Zukunftsorientierung (14.) zu nutzen. Die Kooperation zwischen den States baut sich langsam auf. Haben die Teile sich in ihren Gedanken, Haltungen und Rollenvorstellungen kennengelernt, beginnen sie häufig spontan oder mit Unterstützung des Therapeuten, auch die belasteten Erfahrungen zu teilen und sie neu zu bewerten. Die körperliche Erfahrungsebene mit den reflexhaften Automatismen wird erst dann integrierbar, wenn sie auf neue Art wiederbelebt werden kann (13.). Fusionsvorgänge zwischen den Anteilen können gezielt in Szene gesetzt werden. Stabiler ist meist die dauerhafte im Alltag erprobte Kooperation. Sie erweist sich dadurch als belastbar, dass sie unabhängig vom Therapeuten für Grundbedürfnisse und Entwicklungsschritte eingesetzt werden kann (15.). Von der neu gewonnenen Freiheit aus kann sich der Raum für spirituelle, transpersonale Fragen weiter öffnen.

Literatur

Allen, J. G.u. P. Fonagy (2006): Mentalisierungsgestützte Therapie. Stuttgart (Klett-Cotta).

Baker, E. L. (1981): An hypnotherapeutic approach to enhance object relatedness in psychotic patients. *International Journal of Clinical and Experimental Hypnosis* 124: 136–147.

Bernheim, H. (1888): Die Suggestion und ihre Heilwirkung. (Aus dem Französischen v. S. Freud.) Wien (Franz Deuticke).

Bolm, T. (2008): Mentalization Based Treatment (MBT) für Patienten mit schwerer (Borderline-)Persönlichkeitsstörung und Traumafolgeerkrankungen. Vortrag anlässlich der 37. Langeooger Psychotherapiewoche »Generation – zwischen Tradition und Innovation« vom 16. bis 21. Juni 2008. [Hör-CD] Müllheim, Baden (Auditorium-Netzwerk).

Bolm, T. (2009): Mentalisierungsbasierte Therapie. Köln (Deutscher Ärzte-Verlag).

Braun, B. G. (1988): The BASK model of dissociation. Part I. *Dissociation* 1(1): 4–23.

Clarkson, P. (1996): Transaktionsanalytische Psychotherapie. Freiburg (Herder).

Damásio, A. (1997): Descartes' Irrtum. Fühlen, Denken und das menschliche Gehirn. München (DTV).

Dell, P. S. a. J. O'Neil (2009): Understanding dissociation. In: P. Dell (ed.): Dissociation and the dissociative disorders. New York (Routledge), pp. 709–826.

de Shazer, S. (2008): Der Dreh. Überraschende Wendungen und Lösungen in der Kurzzeittherapie. Heidelberg (Carl-Auer), 12., unveränd. Aufl. 2012.

Dornes, M. (1999): Die frühe Kindheit. Frankfurt a. M. (Fischer).

Ellenberger, H. F. (2005): Die Entdeckung des Unbewussten. Zürich (Diogenes).

Emmerson, G. (2007): Ego state therapy. Camarthen (Crown House).

Erickson, M. R. (2003): Der Februarmann. Paderborn (Junfermann).

Ferenczi, S. (2005): Zur Erkenntnis des Unbewussten – Schriften zur Psychoanalyse III. Gießen (Psychosozial).

Fiedler, P. (2006): Trauma, Dissoziation, Persönlichkeit. Lengerich (Pabst).

Finke, J. (1999): Beziehung und Intervention. Stuttgart (Thieme).

Fischer, G., u. P. Riedesser (2003): Lehrbuch der Psychotraumatologie. München (Reinhardt).

Flournoy, T. (1900): Des Indes à la planète Mars. Genève/Paris (Atar).

Fonagy, P., G. Gergely, E. Jurist u. M. Target (2004): Affektregulierung, Mentalisierung und Entwicklung des Selbst. Stuttgart (Klett-Cotta).

Fraser, G. A. (1991): The dissociative table technique for working with ego states in dissociative disorders and ego state therapy. *Dissociation* (December): 205–213.

Fraser, G. A. (2003): Fraser's »dissociative table technique« revisited. *Journal of Trauma & Dissociation* 4: 5–28.

Frederick, C. (2007): Ausgewählte Themen der Ego-State-Therapie. *Hypnose* (Oktober): 5–100.

Frederick, C. a. S. McNeal (1999): Inner strenght. Maywah (Erlbaum).

Freud, S. (1919 [1918]). Wege der psychoanalytischen Therapie. (Gesammelte Werke, Bd. XII). Frankfurt a. M. (Fischer).

Fritzsche, K. u. W. Hartman (2011): Einführung in die Ego State Therapie. Heidelberg (Carl-Auer).

Fromm, E. a. M. Nash (1997): Psychoanalysis and hypnosis. (Aus dem Amerikanischen v. H. Rießbeck.) Connecticut (International Universities Press).

Fürstenau, P. (2002): Psychoanalytisch verstehen – systemisch denken – suggestiv intervenieren. Stuttgart (Klett-Cotta).

Grawe, K. (2004): Neuropsychotherapie. Göttingen (Hogrefe).

Hart, O. van der (1989): A readers guide to Pierre Janet: A neglected intellectual heritage. *Dissociation* (January): 3–16.

Hart, O. van der (Hrsg.) (2010): Abschiedsrituale. Paderborn (Junfermann).

Hart, O. van der a. K. Steele (1997): Time distortions in dissociative identity disorder: Janetian concepts and treatment. *Dissociation* 10 (2): 91–103.

Hart, O. van der, S. Boon a. K. Steele (2011): Coping with trauma-related dissociation. New York (Norton).

Hart, O. van der, P. Brown a. B. van der Kolk (1989): Pierre Janet's treatment of posttraumatic stress. *Journal of Traumatic Stress* 2 (4): 379–396.

Hart, O. van der, P. Brown a. R. N. Turco (April 1998): Hypnotherapy for traumatic grief: Janetian and modern approaches integrated. *American Journal of Clinical Hypnosis* 32 (4): 263–271.

Hart, O. van der, E. Nijenhuis u. K. Steele (2008): Das verfolgte Selbst. Paderborn (Junfermann).

Hennig, G. u. G. Pelz (1997): Transaktionsanalyse. Freiburg im Br. (Herder).

Hesse, P. U. (2003): Teilearbeit: Konzepte von Multiplizität in ausgewählten Bereichen moderner Psychotherapie. Heidelberg (Carl-Auer).

Hilgard, E. R. (1984): The hidden observer and multiple personality. *International Journal of Clinical and Experimental Hypnosis* 32: 248–253. Holmes, E. A. et al. (2005): Are there two qualitively distinct forms of dissociation? A review and some clinical implications. *Clinical Psychological Review* 25 (1): 1–23.

Huber, M. (2006a): Der innere Garten. Paderborn (Junfermann).

Huber, M. (Hrsg.) (2006b): Wege der Traumabehandlung. Paderborn (Junfermann).

Huber, M. (. (2011): Viele sein – Ein Handbuch. Komplextrauma und dissoziative Identität – Verstehen, verändern, behandeln. Paderborn (Junfermann).

Hustvedt, S. (2010): Die zitternde Frau. Reinbek bei Hamburg (Rowohlt).

James, W. (1890): The principles of psychology. New York (Holt & MacMillan).

Janet, P. (1889): L'automatisme psychologique. Paris (Alcan).

Janet, P. (1907): The major symptoms of hysteria. New York (Macmillan).

Janet, P. (1919a): Les médications psychologiques. 3 Vol. Paris (Alcan).

Janet, P. (1919b): Les nevroses. Paris (Flammarion).

Janet, P. (1923): La médicine psychologique. Chicoutimi, Québec (Flammarion). Auch verfügbar (2002) unter: http://classiques.uqac.ca/classiques/janet_pierre/medecine_psychologique/janet_medecine_psycho.pdf [17.4.2013].

Janet, P. (1925): Psychological healing. London (George Allen & Unwin) [= engl. Übersetzung von Janet 1919a].

Kluft, R. (1988): The post unification treatment of multiple personality disorder: First findings. *American Journal of Psychotherapy* 2: 230–240.

Kronsbein, F. H. J. (2001): Hypnose in der Klinik. In: D. P. Revenstorf u. B. Peter (Hrsg.): Hypnose in Psychotherapie, Psychosomatik und Medizin. Heidelberg (Springer).

Lazarus, A. (1980): Innenbilder. München (Pfeiffer).

Levine, P. A. (2012): Sprache ohne Worte. München (Kösel).

Luborsky, L. (1988): Einführung in die analytische Psychotherapie. Berlin/Heidelberg (Springer).

Markert, F. (2005): Hypnoanalyse – Ein Stiefkind der Psychoanalyse. *Forum der Psychoanalyse* 21 (4): 358–370.

Mende, M. (2010): pers. Mitteilung.

Metzinger, T. (2011): Der Ego-Tunnel. Berlin (Bloomsbury).

Moskowitz, A. (2009): Psychosis, trauma, and dissociation. Chichester (Wiley-Blackwell).

Nijenhuis, E. R. (2010): Traumabezogene strukturelle Dissoziation der Persönlichkeit. (Basisseminar 2010, Manual 2 des Basiskurses.) Düsseldorf (PIE – Psychotraumatology Institute Europe).

Nijenhuis, E. R. a. O. van der Hart (2011): Dissociation in trauma: A new definition and comparison with previous formulations. *Journal of Trauma and Dissociation* 12: 416–445.

Oerter, R. u. L. Montada (2002): Entwicklungspsychologie. Weinheim (Beltz).

Paulsen, S. (2009): Looking through the eyes of trauma and dissociation. Charleston, SC (Booksurge).

Peichl, J. (2007): Die inneren Traumalandschaften. Stuttgart (Schattauer).

Peichl, J. (2012): Hypno-analytische Teilearbeit. Stuttgart (Klatt-Cotta).

Plassmann, R. (2007): Die Kunst des Lassens. Gießen (Psychosozial Verlag).

Prince, M. (1906): The dissociation of a personality. New York (Longmans, Green & Co.).

Putnam, F. W. (2003): Diagnose und Behandlung der Dissoziativen Identitätsstörung. Paderborn (Junfermann).

Racker, H. (1997): Übertragung und Gegenübertragung. München (Ernst Reinhardt).

Reddemann, L. (2004): Imagination als heilsame Kraft. Stuttgart (Pfeiffer bei Klett-Cotta).

Reddemann, L. (2011): Zur Würde der Beschämten und: Von der Faszination dissoziativer Menschen. In: M. Huber (Hrsg.): Viele sein – Ein Handbuch. Komplextrauma und dissoziative Identität – Verstehen, verändern, behandeln. Paderborn (Junfermann), S. 307–311.

Rost, C. (Hrsg.) (2008): Ressourcenarbeit mit EMDR. Paderborn (Junfermann).

Rudolf, G. (2006): Strukturbezogene Psychotherapie. Stuttgart (Schattauer).

Sachsse, U. (2004): Traumazentrierte Psychotherapie. Stuttgart (Schattauer).

Sack, M. (2010): Schonende Traumatherapie. Stuttgart (Schattauer).

Schmidt, G. (2005): Einführung in die hypnosystemische Therapie und Beratung. Heidelberg (Carl-Auer), 5., unveränd. Aufl. 2013.

Schulz von Thun, F. (1998): Miteinander reden, Bd. III. Reinbek bei Hamburg (Rowohlt).

Schulz von Thun, F. (2010): Das Innere Team in Aktion. Reinbek bei Hamburg (Rowohlt).

Schulz von Thun, F. u. D. Krumbier (2008): Impulse für Beratung und Therapie. Reinbek bei Hamburg (Rowohlt).

Schwartz, L. (1951): Die Neurosen und die dynamische Psychologie von Pierre Janet. Basel (Schwabe).

Schwartz, R. C. (1997): Systemische Therapie mit der inneren Familie. Stuttgart (Klett-Cotta).

Scott, J. (2011): The Handbook of brief psychotherapy by hypnoanalysis. Bloomington (Author House).

Seidler, G., H. Freyberger u. A. Maercker (2011): Handbuch der Psychotraumatologie. Stuttgart (Klett-Cotta).

Sponsel, R. (2003): Freud und das Kokain. Verfügbar unter: http://www.sgipt.org/th_schul/pa/gesch/kokain.htm [17.4.2013].

Steiner, B. u. K. Krippner (2006): Psychotraumatherapie. Tiefenpsychologische Behandlung von traumatisierten Patienten. Stuttgart (Schattauer).

Stern, D. (1991): Tagebuch eines Babys. München (Piper).

Tress, W. J.-T., W. Wöller u. M. Langenbach (2003): Spezifische psychodynamische Kurzzeittherapie von Persönlichkeitsstörungen. *Psychotherapeut* 48 (Januar): 15–22.

Watkins, J. G. (1992): Hypnoanalytic techniques. The practice of clinical hypnosis. New York (Irvington).

Watkins, J. G. u. H. H. Watkins (2003): Ego States – Theorie und Therapie. Ein Handbuch. Heidelberg (Carl-Auer), 3., unveränd. Aufl. 2012.

Wolberg, L. R. (1964): Hypnoanalysis. New York (Grune & Stratton), 2. ed.

Wolfradt, U. (2006): Pierre Janet und die Depersonalisation. In: P. Fiedler (Hrsg.): Trauma, Dissoziation, Persönlichkeit. Lengerich (Pabst), S. 180–193.

Yalom, I. D. (2000): Existentielle Psychotherapie. Köln (Humanistische Psychologie).

Yalom, I. D. (2005): Im Hier und Jetzt. München (BTB).

Young, J. E., J. S. Klosko u. M. Weishaar (2008): Schematherapie. Paderborn (Junfermann).

Zindel, J. P. (2001): Hypnoanalyse. In: D. P. Revenstorf u. B. Peter (Hrsg.): Hypnose in Psychotherapie, Psychosomatik und Medizin. Heidelberg (Springer), S. 325–333.

Über den Autor

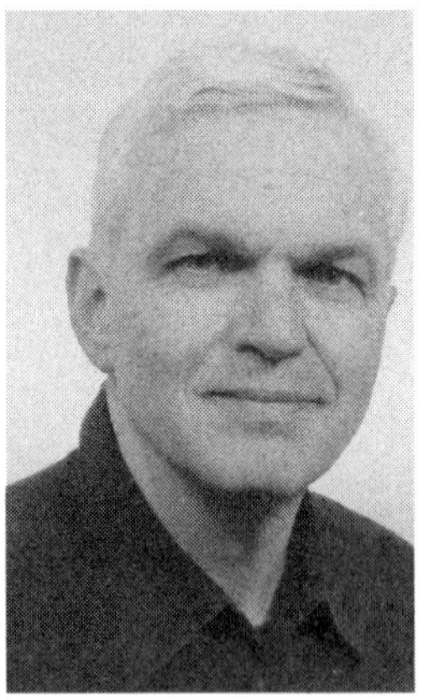

Helmut Rießbeck, Dr. med., als Arzt tätig seit 1982, ist psychodynamischer Psychotherapeut, Internist und Arzt für Allgemeinmedizin; ausgebildet in imaginativen Psychotherapieformen, EMDR, Hypnotherapie und Ego State Therapie, Gruppentherapie und Gruppensupervision. Er ist Dozent an mehreren Weiterbildungseinrichtungen für tiefenpsychologisch fundierte Psychotherapie und Psychosomatik, anerkannter Supervisor der Bayerischen Landesärztekammer und Moderator mehrerer Qualitätszirkel.

Als Mitglied der Deutschsprachigen Gesellschaft für Psychotraumatologie (DeGPT) ist er in mehreren Arbeitsgruppen aktiv, Gründungsmitglied der Arbeitsgemeinschaft Ego State Therapie Deutschland, in der Deutschen Janet Gesellschaft und der Arbeitsgemeinschaft für Katathymes Bilderleben (AGKB). Gründer der integrativen Praxisgemeinschaft Raum und Zeit mit traumatologischem Schwerpunkt in Mittelfranken.

Arbeits- und Interessenschwerpunkt: Persönlichkeitsproblematiken, Psychosen, komplexe posttraumatische und dissoziative Störungen sowie Ideengeschichte der Psychotraumatologie und verschiedene Formen von Gruppentherapie.

Kontakt: www.psychotherapie-riessbeck.de